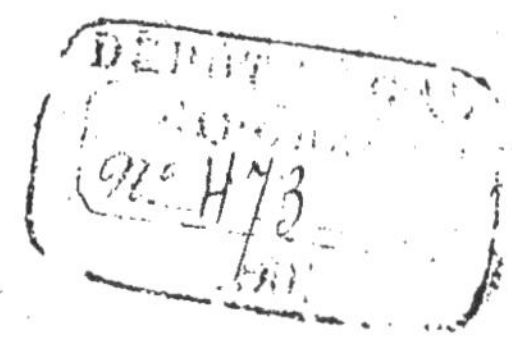

Les Abcès
de Fixation

DANS

LES MALADIES INFECTIEUSES ET LES INTOXICATIONS

PAR

Le Docteur Jacques CARLES

INTERNE DES HOPITAUX

LAURÉAT DES HOPITAUX :

Médaille d'Argent 1897 ; Médaille d'Argent 1898 ; Médaille de Vermeil 1900 ; Prix de l'Administration 1901 ;
Médaille de Vermeil 1902.

Prix de l'Internat (Médaille d'Or 1902).

LAURÉAT DE LA FACULTÉ :

Médaille d'Argent 1896 ; Médaille d'Argent 1897 ; Médaille d'Argent 1900 ;
Prix du Conseil Général (Mention honorable 1901).

MEMBRE ET ANCIEN SECRÉTAIRE DE LA SOCIÉTÉ D'ANATOMIE ET DE PHYSIOLOGIE

DE BORDEAUX

PARIS

J.-B. BAILLIÈRE & FILS ÉDITEURS
19 — Rue Hautefeuille — 19

—

1903

LES
ABCÈS DE FIXATION

DANS

LES MALADIES INFECTIEUSES ET LES INTOXICATIONS

DU MÊME

Occlusion intestinale par persistance du canal omphalo-mésenté-
rique, en collaboration avec M. Laffargue (*Gaz. hebd. des Sc. méd.
de Bordeaux*, 3 juin 1900).

L'Indicanurie dans les affections de l'estomac (pour paraître inces-
samment).

Localisation rare de la maladie de **Maurice Raynaud**, avec planche
(*Journ. de Méd. de Bordeaux*, 2 novembre 1902).

**Communications faites à la Société d'anatomie et de physiologie
normales et pathologiques de Bordeaux**, publiées dans les *Bulle-
tins*, dans le *Journal de médecine de Bordeaux* et dans la *Gazette
hebdomadaire des Sciences médicales de Bordeaux*.

Epithélioma de l'intestin ; en collaboration avec M. Laubie, 8 novembre 1897.

**Entéroptose et dilatation énorme du gros intestin dans un cas
d'hémorragie cérébrale mortelle** ; en collaboration avec M. Miche-
leau, 14 février 1898.

Appendicite et gastrorragie ; en collaboration avec M. le Dr Guyot,
novembre 1899.

Synovite fongueuse ; en collaboration avec le Dr Guyot, 9 janvier 1899.

Angiome de la joue ; février 1900.

Brachydactylie chez enfant de 1 mois 1/2 ; mars 1900.

Corps étranger des voies aériennes ; en collaboration avec M. Laffargue,
28 mai 1900.

Sarcome du maxillaire supérieur ; 28 mai 1900.

Spina-bifida ; 15 octobre 1900.

Obésité traitée par la thyroïdine ; 29 janvier 1901.

Deux cas d'abcès paludéens mortels ; 11 novembre 1901.

Angiocholite et Cholécystite ; 2 décembre 1901.

Symphyse cardiaque totale avec médiastinite. Foie cardiaque; 13 janvier 1902.

Mort subite dans la dothiénentérie; en collaboration avec M. de Boucaud, 17 février 1902.

Hydatides du ventricule latéral droit; 17 février 1902.

Dermite provoquée par les artichauts; 16 juin 1902.

Kyste hydatique du poumon ouvert dans les bronches; 16 juin 1902.

Localisation rare de la maladie de Raynaud; 25 août 1902.

Carcinomatose généralisée à la peau et à tous les organes; 25 août 1902.

Les Abcès
de Fixation

LES MALADIES INFECTIEUSES ET LES INTOXICATIONS

PAR

Le Docteur Jacques CARLES

INTERNE DES HOPITAUX

LAURÉAT DES HOPITAUX :

Médaille d'Argent 1897; Médaille d'Argent 1898; Médaille de Vermeil 1900; Prix de l'Administration 1901.

Prix de l'Internat (Médaille d'Or 1902).

LAURÉAT DE LA FACULTÉ :

Médaille d'Argent 1896; Médaille d'Argent 1897; Médaille d'Argent 1900;

Prix du Conseil Général (Mention honorable 1901).

MEMBRE ET ANCIEN SECRÉTAIRE DE LA SOCIÉTÉ D'ANATOMIE ET DE PHYSIOLOGIE
DE BORDEAUX

PARIS

J.-B. BAILLIÈRE & FILS ÉDITEURS

19 — Rue Hautefeuille — 19

1903

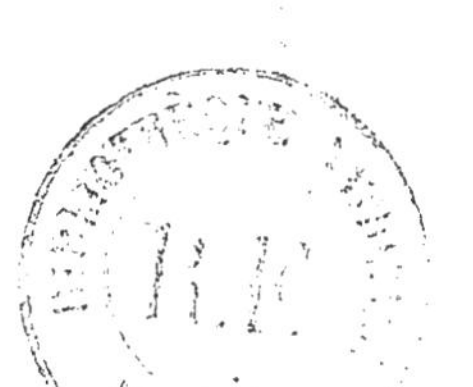

Au moment un peu solennel où nous allons entrer dans la vie active, nous ne pouvons sans une certaine émotion nous reporter à nos débuts dans la carrière médicale. A tout instant des mains amies se sont rencontrées sur notre route, prêtes à nous soutenir et à faciliter notre tâche.

Notre dette de reconnaissance se trouve grande. Si nous ne pouvons nommer ici tous ceux dont le bienveillant concours nous fut précieux, qu'ils soient néanmoins assurés de notre bien profonde gratitude.

M. le Prof. Lanelongue, auprès de qui nous sommes resté pendant nos deux premières années d'étude, nous a toujours témoigné une affection dont nous ne saurions trop le remercier. Le premier, il nous a formé à la précision du diagnostic et au soin minutieux des malades. Son enseignement si clair, si méthodique a joué un grand rôle dans notre éducation chirurgicale.

Notre première année d'internat passée auprès de M. le Prof. Piéchaud comptera certainement parmi nos souvenirs les plus précieux. Nous n'oublierons jamais ses sentiments si délicats, sa douce cordialité, son enseignement si élégant et si plein d'intérêt. C'est avec un regret profond que nous avons quitté son service; qu'il nous permette de lui dire ici notre reconnaissance.

A l'école de M. le Prof. Picot nous avons puisé largement. L'année d'internat passée chez lui a été une de nos plus fertiles; sa méthode impeccable, son sens clinique profond, sa façon très personnelle d'examiner un malade resteront pour nous un guide sûr et précieux en face des difficultés futures. Nous serons toujours fier de nous dire son élève.

Au cours des deux années que nous avons passées près de lui, M. le Prof. Arnozan n'a pas été seulement un Maître vénéré, mais bien aussi un véritable ami. Sa délicatesse, son affabilité de tous les instants ont souvent fait notre admiration, tout aussi bien que sa pénétration clinique si parfaite. Arrivé au terme de notre scolarité, c'est avec un véritable serrement de cœur que nous le quittons. Il veut nous faire encore aujourd'hui l'honneur de présider cette thèse à laquelle il a bien voulu s'intéresser et souvent collaborer; c'est un nouveau témoignage d'intérêt auquel nous sommes des plus sensibles.

Mais à côté de ces quatre Maîtres dont le souvenir nous restera à tout jamais, combien d'autres encore ont droit à nos remerciements.

M. le Prof. agrégé Cabannes et M. le Dr Vitrac; MM. Verger et Verdelet, médecin et chirurgien des Hôpitaux, nous ont successivement préparé à l'internat. Grâce à leurs efforts nous avons connu le succès. Depuis, ils n'ont cessé de nous témoigner de l'intérêt. Qu'il nous soit permis de leur dire ici toute notre gratitude.

Nos chefs de clinique successifs, le docteur Guyot, chirurgien des Hôpitaux, et le docteur Bousquet nous ont accueilli en camarade et ne nous ont ménagé ni leurs conseils, ni leur temps, ni leurs encouragements. Ils connaissent trop notre affection pour eux pour qu'il soit besoin de la leur rappeler aujourd'hui.

MM. les Prof. Coyne, Ferré, Denigès nous ont gracieusement ouvert les portes de leur laboratoire. Chez eux nous avons goûté à l'âpre plaisir que donnent les recherches. S'il y a quelque point intéressant dans la partie expérimentale de ce travail, c'est beaucoup à eux que nous le devrons.

MM. les Prof. agrégés Villar, Cassaët, Chavannaz, Hobbs, Sabrazès, MM. les Drs E. Bitot, Martin du Magny que nous eûmes pendant quelques mois comme chefs de service nous ont bien souvent témoigné de l'intérêt; qu'ils nous permettent de les remercier.

Enfin, merci à tous nos camarades et anciens camarades d'internat et d'étude; grâce à leur amitié, notre temps de scolarité restera toujours gravé dans notre esprit comme une des époques les plus heureuses de notre vie.

Notre excellent ami Joseph Duvergey a bien voulu nous communiquer les observations recueillies par lui durant une année; qu'il reçoive ici avec tous nos remerciements l'assurance de notre profonde amitié.

HISTORIQUE. DÉFINITION

« Econduisez les matières surtout
» par les voies où elles tendent,
» pourvu que ce soit par des issues
» convenables. » HIPPOCRATE.

La pyogénèse artificielle est une méthode thérapeutique encore toute nouvelle. Née d'hier, essayée plutôt qu'employée, elle en est à cette phase d'étude par laquelle passent les meilleurs moyens dans l'art de guérir, avant d'être définitivement adoptés par l'usage.

Les vieux médecins ne manqueraient pas cependant de la réclamer à leur actif, eux qui usaient jusqu'à l'abus de moxas, de cautères éternels, de sétons, de vésicatoires à répétition.

Même encore, dans une certaine classe, ne voyons-nous pas, souvenir d'un autre âge, revivre cet arsenal thérapeutique de jadis ? Que de vieilles gens munies de pâte à sainbois, de pois à cautère, croient ainsi se préserver de tous les maux. Est-ce là la pyogénèse artificielle ? Oui, pour ceux qui ne voient dans la méthode nouvelle qu'un genre particulièrement énergique de révulsion ou de dérivation ; non, bien certainement, pour ceux qui l'emploient comme un modificateur puissant des réactions de l'organisme, un agent capable d'influencer directement les éléments infectieux et toxiques.

A toute époque, on avait déjà constaté les rapports connexes de la gravité des maladies et de l'apparition d'abcès. Leur qualificatif si ancien de critique marque par lui-même la signification pronostique qu'autrefois on y attachait.

Métivier en 1860 et après bien d'autres, Suffermann, Cantel en 1867, puis Hervieux, à propos de la fièvre puerpérale, avaient noté ces rapports.

En 1880, Sentex travaille encore à faire ressortir leur caractère bénin au cours de la fièvre typhoïde ; il les considère comme un véritable phénomène favorable à la guérison. Mais Chomel avait dit avant lui dans ses *Cliniques de l'Hôtel-Dieu*: « La formation sur les organes extérieurs d'abcès pendant le » cours de la maladie est loin d'être un phénomène aussi » défavorable qu'on pourrait le penser. Au contraire, on » ne les observe pour ainsi dire que chez les sujets qui » guérissent. »

Bouchard a donné de nos jours l'explication de ces faits relevés par la sagacité des observateurs. Dans ses expériences sur le rôle de la lésion locale au cours des maladies infectieuses, il a fait voir que seuls réagissent sous forme d'abcès les animaux légèrement infectés. L'inoculation est-elle trop virulente ou l'immunité trop affaiblie, dans ce cas la réaction manque ou bien la mort survient. L'apparition d'un abcès cadre donc avec un pronostic bénin.

Nous verrons, au cours de cette étude, que bien souvent la création d'un abcès de fixation permet elle aussi de régler cette question du pronostic. Nous voilà sur le terrain même des cliniciens de jadis.

C'est en s'inspirant sans doute de ces observations antérieures, c'est surtout en tenant compte de ses constatations personnelles que Fochier (de Lyon) a établi sa méthode.

Qu'on nous permette de citer le passage de son premier mémoire où il rapporte cette action bienfaisante des suppurations locales sur une infection générale : « Il y a des cas de » fièvre puerpérale qui sont l'exception, sans être absolument » rares, dans lesquels on voit une infection généralisée, sans » lésion importante appréciable, subir une amélioration sou- » daine en même temps que se manifestent les signes d'une » suppuration localisée, par exemple un phlegmon du sein » ou de la fosse iliaque, ou du tissu cellulaire sous-cutané,

» ou bien une mono-arthrite, une péritonite localisée tardive,
» une salpingo-ovarite….. Ils constituent le salut d'une façon
» bien manifeste, s'ils sont traités chirurgicalement, au cas
» de marche aiguë ; et si on les laisse évoluer, au cas de
» développement subaigu ou chronique. »

Voilà en quelques mots, complètement esquissé, le principe même de la méthode de Fochier.

Provoquer artificiellement la formation d'abcès dans les états infectieux où l'on peut voir survenir de la suppuration ; mais créer cette pyogénèse en un point où la lésion locale sera facile à traiter et n'entraînera que des inconvénients nuls ou médiocres, telle est la règle dont on ne devra jamais se départir. On verra de la sorte, au prix d'une suppuration localisée et prompte à guérir, s'atténuer ou disparaître les signes d'une infection généralisée peut-être mortelle.

Appliquée tout d'abord par son auteur à la seule infection puerpérale, « le type des maladies pyogènes », la nouvelle méthode ne tardait pas à recevoir des applications nombreuses. Elle est susceptible, avait-il dit, de rendre de grands services dans toutes les affections ayant une tendance à provoquer des suppurations multiples. De fait, Lépine, Dieulafoy, Revilliod, Arnozan, bien d'autres, ont obtenu et obtiennent encore des succès dans la pneumonie, la grippe, la fièvre typhoïde grâce à son intervention.

Beaucoup trouveront choquant, étant données les idées modernes, de songer qu'on guérit par une suppuration les maladies à tendance suppurative. Beaucoup craindront d'ajouter ainsi une infection nouvelle à la maladie traitée. C'est là une question liée à l'essence même des abcès provoqués et qu'il convient de discuter en premier lieu.

Aussitôt après les découvertes microbiennes, on avait posé en principe que le pus ne saurait exister sans microbes et, en effet, les divers examens qu'on pratique encore chaque jour démontrent amplement ce fait.

Cependant, il existe toute une catégorie de substances, soit chimiques, soit même biologiques, capables d'entraîner par elles-mêmes la suppuration, en dehors de toute influence bactérienne. Cette notion a été d'ailleurs longtemps discutée.

Strauss fut un des grands partisans de l'influence microbienne exclusive. Employant successivement des substances irritantes, inertes ou caustiques, il prétend n'avoir jamais obtenu de pus que dans les cas où l'analyse bactériologique lui démontrait l'existence de micro-organismes. Klemperer en 1885, Scheuerlen à la même époque arrivaient par des expériences analogues aux mêmes conclusions.

Mais on ne s'en tint pas là. Conncilmann, puis Grawitz, Grawitz et de Bary, enfin Uskoff et Orthmann, Rosenbach reprirent peu de temps après les expériences précédentes.

Soit question de dose, soit technique différente, soit mieux, à notre avis, réaction spéciale à chaque espèce animale et même à chaque animal en particulier, ils obtinrent enfin le pus aseptique, que n'avaient pu réaliser leurs devanciers. Cependant les mêmes précautions minutieuses étaient prises, les mêmes substances étaient employées, essence de térébenthine, mercure, huile de croton, tartre stibié, etc.

Un pas nouveau fut même franchi ; Grawitz, se servant de cadavérine, put démontrer que les ptomaïnes peuvent à elles seules provoquer de la suppuration aseptique.

De Christmas renouvela encore ces diverses expériences. La possibilité d'obtenir du pus amicrobien fut définitivement établie, soit qu'on use de substances chimiques, soit des produits de sécrétion des microbes eux-mêmes (staphylocoque pyogenes aureus par exemple).

De nos jours la vérification des résultats précédents se fait à tout instant. Nous-même, au cours de nos observations, avons bien des fois relevé cette existence d'un pus aseptique.

Le médecin a donc sous la main toute une série de substances capables de provoquer des réactions locales intenses, sans avoir à craindre pour cela une infection nouvelle.

Il pourra arrêter, atténuer, au moyen d'un abcès aseptique,

une affection pyogène en cours. C'est là ce que nous apprendra l'étude clinique de la méthode de Fochier.

Grâce aux quelques considérations précédentes nous pouvons la définir : *Une réaction locale pyogène, aseptique, créée à volonté dans le but d'atténuer ou de guérir une maladie infectieuse en imminence de suppuration.* Nous verrons que, d'après nos expériences personnelles, on peut aussi y ajouter certaines intoxications.

Au cours de cette étude nous aurons à étudier :

1º La technique des abcès de fixation ;

2º Les résultats cliniques qu'ils peuvent fournir et ont fourni jusqu'à présent ;

3º La façon dont ils agissent ;

4º Nous aurons à dire enfin quels résultats nous a fourni l'expérimentation.

Cela fera l'objet des quatre chapitres dont se compose ce travail.

CHAPITRE PREMIER

TECHNIQUE DE LA PYOGÉNÈSE ARTIFICIELLE

Substances à employer pour obtenir du pus. — Nous venons de voir qu'il est essentiel pour le thérapeute de n'employer pour produire des abcès artificiels aucune sorte d'éléments microbiens; nous avons défini la méthode de Fochier : un mode d'action aseptique.

Il nous faut donc rejeter tous les moyens que nous offre la bactériologie, capables d'introduire dans l'organisme une microbiose quelconque avec ses conséquences fâcheuses. Seules, les substances ou espèces chimiques pourront nous servir.

Mais parmi celles-ci un choix minutieux est encore nécessaire. Cette action générale sur l'organisme que nous redoutons d'une bactérie peut être encore ici à craindre. Il nous faut, par conséquent, une substance à effet local bien limité et dont le pouvoir toxique soit nul en se diffusant dans un organisme déjà profondément infecté et affaibli.

Quelques-unes, utiles dans certaines affections, pourraient dans quelques autres devenir nuisibles, si bien qu'un produit à action générale nulle devrait être avant tout préféré.

Mais en même temps la réaction produite localement doit être suffisante ; il faut que le pus apparaisse vite et abondamment ; c'est là une des conditions du succès.

On voit la difficulté du problème, et l'on comprend com-

bien d'éléments chimiques ou organiques ont dû tour à tour
être essayés ou rejetés.

Fochier, amené par la clinique, sans doute, à employer les
injections sous-cutanées de sulfate de quinine, fut bientôt
réduit à les abandonner. Intentionnellement acidifié, dit-il,
le sulfate de quinine fournit quelques bons résultats, mais il
donne rarement des suppurations rapides ; le pus obtenu est
séreux, en petite quantité et sans tension ; la limitation par
une zone d'infiltration inflammatoire est peu accusée ; aussi,
la suppuration se prolonge, et l'on est obligé de pratiquer de
larges incisions. Bien d'autres l'ont essayé après lui avec plus
ou moins de désavantages. Chambrelent, en particulier,.
paraît lui avoir dû quelques succès. Et puis, dans les cas traités, l'insuffisance de la réaction est un peu compensée par
l'heureuse influence du sulfate de quinine absorbé. Nous-
même relatons dans cette étude deux cas d'abcès consécutifs
à des injections sous-cutanées de chlorhydrate de quinine ;
la quantité de pus fut faible, mais nous reprochons surtout à
ce sel les fortes douleurs qu'il provoque et la lenteur de la
réaction produite. Ce n'est donc pas une substance de choix
et elle ne saurait être employée qu'à titre exceptionnel.

Après la quinine, l'azotate d'argent a été utilisé, mais
Fochier lui fait encore les mêmes reproches : la suppuration
qu'il provoque est lente à s'établir, la réaction trop limitée,
le phlegmon obtenu trop circonscrit. Comme agent banal de
révulsion il peut avoir ses avantages ; les résultats si intéressants publiés récemment à Lyon par Vernotte en font
suffisamment foi ; mais il laisse loin derrière lui l'essence de
térébenthine. Grawitz fut le premier à en faire connaître les
propriétés pyogènes. Elle fut aussitôt employée, son usage a
depuis prévalu ; le temps n'a fait que confirmer ses avantages, son succès semble devoir rester définitif.

Bien d'autres agents ont pourtant été mis en avant.

Thierry à la même époque que Fochier, en 1891, expéri-
mentait l'acide phénique, le sublimé, l'oxyde jaune de
mercure, le chlorhydrate de quinine acidulé. Leur action,

trop incertaine, est à rejeter. L'acide lactique ou sulfurique au 1/20 possède encore, d'après Fochier, un pouvoir pyogène comparable, mais inférieur, à l'essence de térébenthine.

Enfin, l'essence de lavande, d'origan, le xylol sont de mauvais agents qui entraînent rapidement du sphacèle.

Grawitz et de Bary dans leurs expériences sur les animaux s'étaient servis de solution concentrée d'ammoniaque ou d'huile de croton. Enfin, avant eux, dès 1888, Strauss avait eu recours au mercure, au phosphore, à l'eau bouillante ; Scheuerlen à l'ipéca, au tartre stibié ; Grawitz enfin à la cadavérine, et de Christmas aux substances solubles sécrétées par le staphylocoque.

Mais ne serait-il pas dangereux de livrer, au moins partiellement, à l'absorption, de ces toxines staphylococciques que les recherches modernes ont fait considérer comme hypertoxiques. Quant aux premiers produits, leur action est pour la plupart incertaine, l'injection en est souvent difficile et nécessite un dispositif tout particulier ; enfin beaucoup ont sur l'organisme une action générale qui rend leur emploi répété sinon nuisible, du moins fâcheux.

Pour toutes ces raisons, l'essence de térébenthine nous paraît encore le meilleur de tous les agents dont on ait fait usage jusqu'à ce jour. On la trouve partout, son emploi est des plus simples ; autant de raisons qui lui feront avoir la préférence des médecins. Je sais bien que certains veulent une essence de térébenthine pure, aseptique, tout au moins bouillie. Ball affirme que c'est la seule manière d'éviter ces larges processus irritatifs, ces vastes délabrements dont s'effrayait tant Branthomme. La chose n'est point indispensable. Combien de cliniciens se sont servis d'une essence de térébenthine quelconque, sans aucun apprêt, sans pour cela en avoir retiré moins d'avantages. C'est qu'on doit évidemment tenir compte du pouvoir antiseptique de l'essence elle-même.

Une seringue de Pravaz bien propre et un peu d'essence de térébenthine stérilisée ou non, voilà donc tout ce qui nous est nécessaire.

L'injection se fera toujours après désinfection préalable des téguments et en plein tissu cellulaire sous-cutané. L'injection intra-musculaire n'a jamais fourni que de fâcheux résultats.

On a injecté jusqu'à 3 centimètres cubes en un même point ; c'est tout à fait inutile ; avec 1 centimètre cube, on obtient une réaction locale vraiment intense et suffisante.

Combien faut-il faire d'injections ? Quels en sont les points d'élection ? Doit-on les renouveler ? — Il existe à cet égard quelques divergences, et les usages varient un peu selon les cliniciens. Les uns se contentent de faire une ou deux injections de 1 centimètre cube d'essence de térébenthine, quitte à les renouveler le lendemain, au cas de réaction insuffisante ou incertaine ; d'autres, avec Dieulafoy, Lépine, Chantemesse, font d'emblée quatre injections de 1 centimètre cube chacune ; quelques-uns n'emploient au contraire que un 1/2 centimètre cube par jour.

On peut dire cependant, d'une façon générale, que 1 centimètre cube, 2 au plus, en deux piqûres, sont presque toujours suffisants le premier jour ; on peut de la sorte se réserver de les répéter toutes les douze ou vingt-quatre heures, selon l'urgence et la réaction produite. Sitôt que celle-ci sera nettement obtenue, on s'arrêtera.

Le point à choisir est quelconque ; on a usé de la région externe de la jambe et postérieure de l'avant-bras, des régions trochantériennes et deltoïdiennes, de la fesse, des lombes, de l'hypogastre. Le flanc, la région externe de la cuisse sont peut-être à préférer, en raison de la gêne moindre qu'entraînent les injections en ces lieux.

Ajoutons que, d'après Fochier, il est utile de provoquer l'abcès dans le voisinage de la lésion, pour obtenir une révulsion ou une dérivation capable d'amender l'état local ; en même temps que, par la pyogénèse, on s'adressera à l'infection généralisée elle-même.

Enfin, on doit toujours se méfier quelque peu de la susceptibilité même de chaque malade ; et c'est pour ces raisons que nous proscrivons ces injections de 3 et 4 centimètres

cubes en un seul point que quelques auteurs n'ont pas hésité
à faire. C'est le vrai moyen de provoquer ces phlegmons
énormes, ces vastes sphacèles du tissu cellulaire si pénibles
pour le malade et si inquiétants pour le médecin qui les voit
survenir avec effroi. Branthomme, frappé des effets obtenus
chez quelques vieillards, propose de substituer pour eux le
nitrate d'argent à 1/100 à l'essence. Pour nous, nous ne le
croyons pas nécessaire, et une simple diminution de dose
suffit. On emploiera chez eux seulement de l'essence de térébenthine récente et non plus épaissie par le vieillissement
et l'oxygénation, comme le recommande Fochier pour les
adultes.

Réaction produite. Époque de l'ouverture des abcès. — L'injection en elle-même est rarement douloureuse, mais déjà au
bout de très peu de temps, si une réaction vive se dessine,
un simple effleurement de la région devient pénible. Bientôt
apparaissent de larges placards rougeâtres ou ecchymotiques
capables, en vingt-quatre à quarante-huit heures, de s'étendre
à tout un segment de membre; peu à peu la tuméfaction
diffuse d'emblée tend à se limiter, en même temps la douleur
diminue; en deux à trois jours, le pus se collecte; et si on
incise à ce moment, on peut retirer de la tumeur inflammatoire de larges lambeaux à demi sphacélés, nageant dans un
pus grumeleux encore riche en essence. Un peu plus tard, la
limitation devient plus exacte, le pus reste alors fort longtemps comme enkysté, n'ayant que peu de tendance à faire
issue au dehors. Incisé tardivement, l'abcès laisse écouler un
pus bien lié avec quelques débris à peine, tandis que du
huitième au douzième jour ce serait parfois une sorte de
mastic jaune clair, épais et consistant.

Mais nous ne décrivons là qu'un mode de réaction des
injections térébenthinées. Le clinicien observe toutes sortes
de variétés. C'est ainsi qu'à côté de ce phlegmon à allure
vive presque inquiétante et pourtant d'un pronostic si rassu-
rant, il pourra rencontrer, contraste complet, un manque
absolu de réaction. L'injection ne produira rien, elle agira

comme de l'eau. Ce sera dans les cas si graves d'infections hypertoxiques.

A l'inverse du cas précédent, l'observateur aura le droit d'y voir un élément de plus à un pronostic sévère ou même fatal.

Enfin, il y a place entre ces deux extrêmes, l'abcès peut évoluer sans bruit, tiède ou même froid, à l'insu presque total du patient. Ce sera particulièrement le cas de veiller d'une façon exacte à l'époque de l'incision. A moins de guérison bien solide, on n'ouvrira alors que tardivement et après s'être prémuni contre les effets d'une disparition aussi brusque par l'établissement d'un nouvel abcès compensateur. Puis pour l'incision rien ne presse, on peut presque toujours prendre son temps. Il faut éviter soigneusement toutefois l'ouverture spontanée des abcès. Quelques cliniciens y ont recours, mais c'est un usage à laisser entièrement de côté. On s'expose ainsi à des infections secondaires, et à des ulcérations longues ensuite à guérir (*voir* Obs. II et XVI); tandis que par l'incision en temps voulu on obtient une cicatrisation extrêmement rapide.

Si les abcès n'ont le plus souvent aucune tendance à s'ouvrir spontanément, c'est dû certainement à ce fait qu'ils ne contiennent pas d'éléments microbiens.

Nous reviendrons ultérieurement sur ce fait; qu'il nous suffise maintenant de l'énoncer. On verra par là tout l'intérêt qu'il y a à faire une incision, une évacuation, des pansements tout à fait propres.

Ceux-ci seront d'ailleurs très simples, l'incision sera suffisante pour une évacuation complète. Lavage, drainage, sauf cas exceptionnels, sont tout à fait inutiles. En cinq à six jours la cicatrisation est accomplie.

En résumé :

Injecter d'emblée 1 ou 2 centimètres cubes d'essence de térébenthine ; les renouveler de douze en quarante-huit heures au cas de réaction insuffisante ;

Inciser tardivement, la maladie une fois jugée ; si elle

persiste, n'ouvrir les abcès que successivement et après avoir
créé des collections pyogènes de remplacement;

Observer les règles de l'antisepsie.

Voilà en quelques mots toute la technique nécessaire à
l'emploi de la pyogénèse artificielle.

CHAPITRE II

ETUDE CLINIQUE DE LA PYOGÉNÈSE ARTIFICIELLE. OBSERVATIONS.

Nous venons de faire connaître ce que sont les abcès de fixation : nous avons dit comment on les provoque, quels sont leurs effets locaux. Il ne nous reste plus qu'à indiquer les résultats qu'ils fournissent dans la pratique.

Notre maître, M. le Prof. Arnozan, frappé des effets souvent remarquables que l'on peut obtenir par la méthode de Fochier, l'a souvent mise en usage dans son service.

La lecture des observations qui suivent, recueillies pour la plupart dans ses salles, nous permettra de donner une idée nette de la pyogénèse artificielle en tant que méthode thérapeutique.

Elles feront voir aussi son intérêt pronostique. Rapprochées des observations publiées depuis son apparition, elles nous permettront de tirer des conclusions au sujet :

De son efficacité dans les diverses maladies ;

De ses indications ;

De ses contre-indications.

Reproduire dans ce travail toutes les observations connues jusqu'à ce jour nous eût entraîné trop loin, car leur chiffre est déjà respectable.

Nous avons pensé que l'emploi de tableaux synoptiques nous permettrait de tourner cette difficulté. Nous avons pu de la sorte réunir en quelques pages tout ce qui a paru jusqu'à ces temps derniers. D'un coup d'œil on peut juger des affections traitées, des substances pyogénétiques employées, des doses, des effets obtenus, des résultats bactériologiques. L'idée générale et les conclusions qui en découlent sont ainsi un simple résumé de tous les résultats cliniques obtenus jusqu'à ce jour.

Observation I (Personnelle).

(Recueillie dans le Service de M. le Prof. Arnozan.)

Broncho-pneumonie droite. Congestion pulmonaire à gauche.
Abcès de fixation. Mort.

Marie L..., cinquante-quatre ans, entre salle 5, lit 17, le 2 novembre 1901. Elle est dans un état semi-comateux et l'on ne, peut avoir sur elle aucun renseignement au point de vue de ses antécédents. Tout ce que l'on sait, grâce aux gens qui l'accompagnent, c'est que l'affection a débuté il y a environ dix jours.

Au moment de son entrée dans le service, la dyspnée est considérable (48 inspirations par minute), les ailes du nez se soulèvent à chaque inspiration et l'on entend du râle trachéal ; cependant les pommettes ne sont pas rouges, il n'y a pas d'aspect cyanotique. La malade tousse et crache à peine, mais cela résulte du profond état adynamique où elle est plongée. En effet, à l'auscultation, on trouve en avant de la bronchite généralisée et en arrière une grosse zone de matité commençant à une main de l'angle de l'omoplate droite pour s'étendre jusqu'en bas. Les vibrations, ni la pectoriloquie ne peuvent être recherchées en raison de l'état de la malade, mais on perçoit un gros souffle tubaire à la base droite accompagné de râles sous-crépitants fins et moyens. Râles de congestion à la base gauche. Râles sibilants et rouflants dans tout le reste de la poitrine.

La température est à 39°6.

Le pouls est petit, mou, à peine perceptible, il bat à 130. On ne sent ni ne voit battre la pointe du cœur, les battements en sont sourds, quelques intermittences.

. La malade a des éruptions herpétiformes sur les lèvres, une langue sèche, saburrale, qui le lendemain se recouvrait de muguet.

Elle s'alimente, mal et ne prend que difficilement le lait et les tisanes qu'on lui présente.

D'ailleurs son système nerveux est lui-même atteint, elle ne répond pas et ne comprend pas ce qu'on lui demande. Délire calme le jour, un peu agité la nuit. Carphologie.

Elle présente de l'incontinence d'urine continuelle. Les urines foncées, fébriles, sont très riches en albumine ; un peu de diarrhée.

Le 3 novembre, état à peu près stationnaire. Délire continuel. Pouls à 120 et 128. Température 40°. Les lésions de broncho-pneumonie se sont un peu étendues. Alcool. Injections sous-cutanées de sulfate de strychnine. Quinine en cachets. Cataplasmes sinapisés.

Le 4, même état, le pouls est à 118, à peine perceptible ; la température à 39°. Muguet. Délire continu.

On fait une injection de 1 centimètre cube d'essence de térébenthine dans la région trochantérienne gauche, et une seconde à droite, le soir du même jour.

Le 5, trente heures après l'injection, il ne s'est encore produit aucune réaction, la malade est emmenée par sa famille qui ne veut pas la laisser à l'hôpital.

Nous avons appris qu'elle était morte le lendemain 6.

Adynamie complète, absence totale de réaction, terminaison fatale sont les trois termes intéressants à relever dans cette observation.

OBSERVATION II (Inédite).

(Service de M. le Prof. Arnozan ; recueillie par M. Duvergey,
Interne des Hôpitaux.)

Broncho-pneumonie. Abcès de fixation. Guérison.

Marie P..., quarante-six ans, ménagère, sans antécédents intéressants (sujette à des bronchites fréquentes ; a eu trois enfants), entre le 18 mars 1901 pour un point de côté, de la toux, de la fièvre, de la prostration ; le tout date du 10 mars. Femme très grosse, pommettes rouges, forte dyspnée (38 inspirations par minute). Souffle et râles crépitants, matité et exagération des vibrations au niveau du lobe inférieur droit ; à gauche, congestion pulmonaire ; crachats franchement rouillés.

Abcès de fixation (2 centimètres cubes d'essence de térébenthine) au niveau de la fesse droite. Les urines, rares, sont chargées d'albumine. Lacté absolu et digitale.

Le 22, nouveaux foyers disséminés dans l'étendue des deux poumons avec souffle et râles crépitants. La température se maintient comme les jours précédents entre 38°5 et 39° ; pouls 100 à 120 ; respiration 32-40.

Le 25, râles crépitants de retour ; les urines, abondantes, ne contiennent plus d'albumine. Température tombe à 35°8 ; le pouls à 85. L'abcès évolue normalement sous pansement (car il existe à son niveau une eschare).

Le 26, ouverture spontanée. Le pus prélevé fournit des cultures de staphylocoques.

Le 28, amélioration continue.

Le 19 avril, la plaie n'est pas encore complètement cicatrisée. Il reste une ulcération de la largeur d'une pièce de 5 francs.

La cicatrisation s'est faite lentement, on a eu à craindre à diverses reprises l'infection secondaire de cet abcès ouvert spontanément.

Observation III (Inédite).

(Service de M. le Prof. Arnozan ; recueillie par M. Duvergey,
Interne des Hôpitaux.)

Broncho-pneumonie du sommet droit. Trois abcès de fixation. Peu de réaction. Mort.

X…, soixante-dix-sept ans, éprouve le 2 mars une grande douleur thoracique avec frisson, faiblesse générale ; il est obligé de s'aliter.

Le 5 mars, pouls à 100, foyer de broncho-pneumonie au sommet droit.

Le 6, prostration, le foyer de broncho-pneumonie s'étend, langue grillée. Injection de 1 centimètre cube d'essence de térébenthine à la fesse droite. Le soir, réaction nulle ; pouls 120 ; température 38°4. Nouvelle injection de 1 cc. 1/2 à sept heures du soir. Urines albumineuses. Crachats riches en pneumocoques.

Le 7, état stationnaire, peu de réaction ; urines renferment des cylindres granuleux, 4 grammes de chlorures, 21 grammes d'urée.

Le 8 et le 9, état stationnaire; nouvelle et troisième injection d'essence de térébenthine à la fesse gauche.

Le 10, pas de réaction. Anurie complète.

Le 11, mort.

A l'autopsie, broncho-pneumonie du sommet droit à l'état d'hépatisation grise. Congestion du côté gauche. Néphrite aiguë. Le deuxième abcès est volumineux. Pas de réaction du côté des deux autres.

OBSERVATION·IV (Inédite).

(Service de M. le Prof. Arnozan ; recueillie par M. Duvergey,
Interne des Hôpitaux.)

Congestion pulmonaire double. Abcès de fixation. Guérison.

Suzanne C..., vingt-cinq ans, tailleuse, entre le 15 février, pour un goitre exophtalmique dont elle présente tous les signes.

Le 13 mars, sort insuffisamment vêtue, prend froid : frisson, toux sèche, opiniâtre. Le 15 mars, la fièvre apparaît : température 39°. Râles sibilants disséminés dans toute l'étendue de la poitrine. Congestion aux deux bases avec matité. Pouls à 120. Respiration 40. Température 39-40°. L'état s'aggrave considérablement, menaces de suffocation, ventouses, cataplasmes sinapisés, acétate d'ammoniaque, etc.

Le 21 mars, température 39°6 et 38°4 le soir. Pouls 120 et 104. Respiration 35. Injection de 1 centimètre cube d'essence de térébenthine au niveau du flanc.

Le 22, vive réaction. La température tombe à 38°4 et 38°1 ; moins d'oppression. On craint une bacillose aiguë, mais pas de bacilles de Koch.

Le 26, amélioration notable au point de vue des symptômes cliniques ; sommeil, appétit.

L'auscultation permet de constater en avant de nombreux râles de bronchite disséminés dans toute la poitrine, la respiration y est soufflante à droite. En arrière, matité à la base gauche sur une étendue d'une main, vibrations conservées, râles crépitants à la base, râles de bronchite dans le reste du poumon. A droite, matité jusqu'à l'angle de l'omoplate, disparition des vibrations, souffle expiratoire, égophonie, pectoriloquie aphone, signe du sou. Néanmoins deux ponctions exploratrices successives restent blanches. On a la sensation d'une sorte de coque dans laqüelle l'aiguille s'engagerait. Pas d'expectoration du fait de la faiblesse extrême de la malade.

Incontinence des urines.

Température 38o et 38o6.

Administration de caféine et application de cataplasmes sinapisés.

Le 16, même état, même hébétude, mêmes signes du côté des poumons.

Le 17, surviennent des vomissements, la diarrhée persiste ainsi que les divers signes du côté du poumon. Le cœur est affolé, le pouls incomptable.

Injection de 1 centimètre cube d'essence de térébenthine à la cuisse droite. De vives douleurs apparaissent au niveau de l'injection au bout de cinq heures.

19 mars. Il se produit une grosse réaction locale (rougeur, douleur, tension), la langue est meilleure, il y a moins de diarrhée ; la malade comprend et répond aux questions, mais le pouls reste incomptable, mou, irrégulier. L'auscultation du cœur permet, seule, de constater qu'il existe 180 pulsations ! à la minute.

Température 37o2 et 38o1.

20 mars. La défervescence est complète (36o6-36o7). Il n'y a plus que 120 pulsations, mais le cœur reste mou et irrégulier. On fait des injections de strychnine et d'huile camphrée. Il existe toujours une absence complète du murmure du côté droit, mais le souffle, l'égophonie ont disparu ; le côté gauche est redevenu entièrement perméable.

21 mars. Le soir, légère élévation de température (37o7) et apparition d'un petit phlegmon spontané à la cuisse gauche.

22 mars. 37o et 37o9. Énorme réaction de l'abcès de fixation ; toute douleur a disparu, grosse fluctuation, peau surdistendue ; le pouls est à 100. Amélioration de plus en plus complète du côté du poumon, qui redevient perméable à l'air.

24 mars. Incision de l'abcès, grosse quantité (environ 80 grammes) de pus rougeâtre, sentant légèrement la térébenthine. État stationnaire. Pouls à 108. Cœur toujours irrégulier. Bases encore légèrement congestionnées. Matité à droite.

Le 27, incision, 100 grammes de pus crémeux.

Les jours suivants, l'amélioration continue. Plus de toux, expectoration moindre (on y trouve de nombreux streptocoques). Plus de dyspnée. Température tombe à 37°. Signes sthétoscopiques favorables.

Le 20 avril, convalescence complète.

Observation V (Personnelle).

(Recueillie dans le Service de M. le Prof. Arnozan.)

Broncho-pneumonie et congestion pulmonaire. Abcès de fixation. Guérison.

Joséphine L..., soixante-deux ans, marchande, entre le 16 mars 1902, salle 5, lit 9; elle est en proie à une violente dyspnée s'accompagnant de fièvre. La malade est fortement obnubilée et ne fournit que des renseignements assez incomplets sur ses antécédents.

Elle a eu neuf enfants; un seul est bien portant, tous les autres sont morts en bas-âge. Pleurésie droite il y a deux ou trois ans qui aurait nécessité des ponctions successives.

La malade, au moment où nous l'examinons, est dans un état véritablement alarmant; la dyspnée est intense, le pouls incomptable, misérable; le cœur mou et irrégulier. La langue est sèche, fendillée. La diarrhée est continue; mais le ventre n'est ni météorisé, ni douloureux à la pression; le foie ne déborde pas les fausses côtes, la rate est normale.

26 mars. Incision du phlegmon survenu spontanément à la cuisse gauche, petite quantité de pus. La malade se remet progressivement, l'appétit apparaît, l'expectoration se fait.

2 avril. Etat de plus en plus satisfaisant. On entend le murmure vésiculaire dans toute l'étendue des deux poumons, bien qu'encore faible à la base droite. Cœur toujours en arythmie, mais défervescence complète.

17 avril. La malade, qui a commencé à se lever depuis une dizaine de jours, part pour la campagne afin d'y achever sa convalescence.

Le pus des deux abcès ne contenait aucun micro-organisme, ainsi que le démontraient les préparations que nous en avons faites. Leur culture sur gélose et sérum est également restée stérile.

OBSERVATION VI (Inédite).

(Service de M. le Prof. Arnozan; recueillie par M. Duvergey,
Interne des Hôpitaux.)

Congestion pulmonaire droite (forme Woillez-Grancher). Abcès de fixation. Pas de réaction. Mort.

X..., paveur de rues, entre le 24 mars 1901, salle 14; il est amené par la police, on l'a trouvé dans une écurie où il était couché sur la paille depuis environ huit jours. Le 5 mars, a été grippé; s'est mal soigné; incomplètement guéri est sorti. Refroidissement. Le 20 mars, frissons, point de côté violent à droite, dyspnée, toux. Etat général lamentable. Subdélire; sueur visqueuse sur le visage; pommettes violacées, muqueuses violettes.

A l'examen, matité complète à droite, avec submatité au sommet, vibrations normales un peu diminuées; à l'auscultation à droite, pas de murmure vésiculaire, mais souffle étendu à tout le poumon droit, avec par endroits des râles sous-crépitants. Un peu d'égophonie et de pectoriloquie aphone. Pas de signe du sou. Foie légèrement abaissé.

A gauche, congestion. Cœur mou.

Le 25, l'état a empiré considérablement; le soir, dyspnée intense. Ventouses scarifiées et 1 centimètre cube d'essence de térébenthine à la cuisse. Aucune réaction. Meurt le 26.

A l'autopsie, on trouve une congestion massive de tout le poumon droit. Foie gras et cirrhotique. Myocardite.

OBSERVATION VII (Inédite).

(Service de M. le Prof. Arnozan; recueillie par M. Duvergey,
Interne des Hôpitaux.)

Broncho-pneumonie droite. Abcès de fixation. Guérison.

C. A..., quarante et un ans, manœuvre, sans antécédents intéressants.

Le 20 mars 1901, prend un refroidissement violent; à la suite, frisson intense, dyspnée, point de côté, toux, expectoration, anorexie, délire léger.

Le 27, dyspnée intense (40 inspirations à la minute). Pouls à 104. Température oscille entre 39° et 40°. Délire. Bloc de matité en arrière et à droite, avec souffle tubaire et râles crépitants. Du côté gauche, forte congestion. Ailleurs, bronchite et petits noyaux de broncho-pneumonie. Crachats rouillés. Urines rares, albumineuses. Lacté absolu. Digitale. Acétate d'ammoniaque et injection de 1 centimètre cube d'essence de térébenthine à la partie externe de la cuisse droite. Deux heures après, douleur et empâtement; le soir, vive réaction.

Le 28, amélioration légère dans l'état général. Urines un peu plus abondantes. Température 38°4 et 39°2.

Le 29, amélioration très sensible.

Le 30, chute brusque et définitive de la température à 37°4 et 37°6. Crise urinaire.

Le 1er avril, plus de dyspnée, état général excellent.

Le 3, incision de l'abcès : 300 grammes de pus bien lié sentant la térébenthine; ne cultive pas.

Le 6, guérison de l'abcès. Convalescence.

OBSERVATION VIII (Inédite).

(Service de M. le Prof. Arnozan ; recueillie par M. Duvergey,
Interne des Hôpitaux.)

Broncho-pneumonie droite. Abcès de fixation. Guérison.

F. M..., dix-huit ans, entre le 17 mai 1901, salle 5, lit 12. Malade depuis huit jours, est dans un grand état de prostration qui fait penser à un état typhique. Langue sèche, pouls à 120, dyspnée (40 inspirations par minute). Température 39° et 40°2. Ventre ballonné, gargouillement. Bronchite aiguë, et à droite gros foyer de pneumonie pseudo-lobaire.

Le soir du jour d'entrée, l'état s'est aggravé, prostration extrême; urines rares, chargées d'albumine. Injection de 1 centimètre cube d'essence de térébenthine le long de la face externe de la cuisse droite.

Le lendemain 18, sudamina sur tout le corps et poussée d'urticaire au niveau de l'abcès provoqué. Un peu d'empâtement et de tuméfaction. Etat très amélioré. Température 38°6 et 39°, moins de prostration; urines non albumineuses.

Les jours suivants, l'amélioration progresse, l'urticaire peu à peu disparaît.

OBSERVATION IX (Inédite).

(Service de M. le Prof. Arnozan; recueillie par M. Duvergey,
Interne des Hôpitaux.)

Tuberculose rénale. Broncho-pneumonie. Guérison de cette dernière par un abcès de fixation.

L..., quarante ans, modiste, entre le 4 juin 1901, salle 5, lit 6, pour oppression, toux, expectoration survenues depuis huit jours à la suite de surmenage qu'elle s'est imposée. N'a jamais été malade, mais il y a deux mois aurait eu de l'œdème des membres inférieurs assez accentué. Signes de rétrécissement mitral (frémissement cataire, souffle présystolique, roulement diastolique, dédoublement du deuxième bruit). Matité aux deux bases, foyers broncho-pneumoniques assez étendus, expectoration visqueuse. Pouls à 90; pas de température, un peu de dyspnée. Urines rougeâtres peu abondantes, renfermant de l'albumine.

Le 8 juin, l'état s'aggrave, dyspnée intense, un peu de délire, pouls irrégulier.

Le 10 juin, injection de 1 centimètre cube d'essence de térébenthine à la cuisse droite.

Le 11, poussée de température à 39°4. Réaction intense.

Les jours suivants, peu à peu la température s'abaisse ; le 15, elle est revenue à la normale.

Incision de l'abcès le 18, pus stérile. Guérison de l'abcès le 22. La convalescence s'accentue, mais, le 25, la malade se plaint de douleur lombaire. La région est empâtée, douloureuse à la palpation, on sent une tuméfaction très nette avec le procédé de Guyon. Urines hémorragiques avec dépôt considérable, renfermant des bacilles de Koch.

La malade sort le 28 juillet, très améliorée, ne présentant rien de particulier du côté des poumons.

Observation X (Inédite).

(Service de M. le Prof. Arnozan ; recueillie par M. Duvergey,
Interne des Hôpitaux.) •

Broncho-pneumonie double. Abcès de fixation. Pas de réaction. Mort.

X..., quarante-cinq ans, marchand ambulant, entre le 20 avril 1901, salle 14, lit 8. C'est un homme atteint de paralysie infantile des deux membres inférieurs ; il entre pour bronchite chronique en poussée aiguë. Alcoolique et artério-scléreux.

Le 5, apparition de foyers broncho-pneumoniques multiples et disséminés dans les deux poumons ; délire. Injection de 1 centimètre cube d'essence de térébenthine.

Le 9, légère amélioration.

Le 12, nouvelles poussées de broncho-pneumonie. Réaction nulle ; il n'y a chez lui que de la congestion des tissus où s'est faite l'injection.

Le 15 septembre, mort.

Observation XI (Inédite).

(Service de M. le Prof. Arnozan ; recueillie par M. Duvergey,
Interne des Hôpitaux.)

Broncho-pneumonie du sommet droit et congestion pulmonaire au cours d'une cirrhose atrophique. Abcès de fixation. Guérison.

B. H..., trente-neuf ans, chauffeur, entre le 26 janvier 1901, salle 14, entre pour douleur dans l'hypocondre droit et ascite. Alcoolisme depuis l'âge de quinze ans ; pas d'autres antécédents. Depuis deux ans, pesanteur dans l'hypocondre, gonflement du ventre, etc.; le foie déborde un peu les fausses côtes ; diarrhée, légère albuminurie.

Le 21 février, en cours de traitement, frisson intense, prolongé ; température 40°, pouls 120 ; point de côté à gauche ; dyspnée.

Les jours suivants, les phénomènes précédents s'accentuent : prostration, yeux hagards, subdélire ; urines rares et albumineuses. Crachats rouillés.

Le 25, délire, cœur mou, broncho-pneumonie du sommet très étendue ; ailleurs congestion. Injection au niveau de la fesse gauche de 1 centimètre cube d'essence de térébenthine à onze heures du matin. A une heure, fesse très douloureuse, le malade s'en plaint beaucoup ; dès le soir, empâtement.

Le 26, le matin, amélioration notable ; cœur un peu mou, fesse douloureuse et très empâtée ; le soir, violente dyspnée, ventouses, spartéine.

Le 27, nuit assez bonne sans délire, état général meilleur, congestion moindre. Examen des crachats : streptocoques, staphylocoques, pneumocoques.

Le 28, amélioration très sensible ; la température qui baisse progressivement atteint 37°. Pouls à 80. Respiration 24.

Le 2 mars, état excellent. Incision de l'abcès ; pus sent l'essence de térébenthine, reste stérile.

Le 5 mars, guérison des complications pulmonaires.

Sort le 19 avril, très amélioré de sa cirrhose.

Observation XII (Inédite).

(Service de M. le Prof. Arnozan ; recueillie par M. Duvergey,
Interne des Hôpitaux.)

Spléno-pneumonie double. Abcès de fixation. Guérison.

Louise S..., vingt ans, domestique. Parents bien portants. Aucun antécédent. Entre le 21 janvier, salle 5, lit 5. Malaise depuis huit jours ; il y a deux jours, refroidissement, frissons, point de côté, ne crache pas, tousse un peu. Vomissement alimentaire.

A l'examen, dyspnée intense, grand abattement, pommettes colorées. Matité et silence respiratoire aux deux bases, murmure très diminué dans le reste des poumons. Signe du sou, pectoriloquie aphone, un peu d'égophonie. Ponction exploratrice ne ramène rien. Urines légèrement albumineuses.

Température oscille entre 37°8 et 39°.

Acétate d'ammoniaque. Quinine.

Après amélioration de quelques jours, aggravation soudaine le 30. Silence complet jusqu'au niveau de l'angle de l'omoplate, des deux côtés. Pouls petit à 128. Température 39º et 39º8. Insomnie. Urine albumineuse. Ponction exploratrice : pas de liquide. Les crachats, visqueux, contiennent des pneumocoques en quantité, quelques coli-bacilles et streptocoques. Injection à la fesse de 1 centimètre cube d'essence de térébenthine.

Le 31, état général identique. Pouls 120. Respiration 40. 700 grammes d'urine. Température 39º4 et 39º6. Fesse un peu rouge, douloureuse et indurée. XXV gouttes de teinture de digitale et 1 gramme de quinine.

Le 1ᵉʳ février, nuit mauvaise. Diarrhée. Muguet. Néanmoins, légère amélioration. Le murmure vésiculaire s'entend mieux. Température 38º et 38º4. Moins de dyspnée (25). Fesse douloureuse spontanément et à la pression. Peau rouge, œdématiée.

Le 2, état général meilleur. Disparition du muguet. Incision de l'abcès. Il sort un peu de sang, mais pas de pus. Application d'un pansement humide.

Le 4, état général très amélioré. Température 36º6 et 37º2. Pouls 100. Respiration 20. Le murmure vésiculaire s'entend beaucoup mieux, presque normalement.

Le 6, on voit au niveau de l'abcès plusieurs pertuis par où coulent quelques gouttes de pus. État général satisfaisant. Température 36º8 et 37º2. Pouls 90. L'examen du pus n'a révélé la présence d'aucun microbe.

Le 8, le murmure vésiculaire s'entend bien dans toute l'étendue des deux poumons. La malade urine seule pour la première fois sans être sondée, 1.100 grammes d'urine.

Le 9, guérison complète de l'abcès.

Le 10 et jours suivants, amélioration progressive.

Le 24, les règles apparaissent avec trois jours de retard.

Sort complètement rétablie le 15 mars.

Observation XIII (Personnelle).

(Recueillie dans le Service de M. le Prof. Arnozan.)

**Angiocholite et cholécystite. Deux abcès de fixation.
Aucune Réaction. Mort.**

Marie A..., vingt-huit ans, domestique, entre le 22 novembre 1901, salle 5, pour de la courbature générale, de la fièvre, des douleurs abdominales.

La recherche des antécédents nous apprend seulement que cette femme a eu la fièvre typhoïde il y a cinq ans, fièvre grave, suivie de rechutes et de complications pendant près de six mois. Rien en dehors de cette affection. Règles toujours normales, ni grossesse, ni fausse couche, aucune diathèse.

Il y a une quinzaine de jours, au cours de la période menstruelle, brusquement fièvre, maux de tête intolérables, vomissements alimentaires et bilieux, en même temps forte ménorragie et émission de gros caillots. Ces phénomènes généraux, sauf les hémorragies, continuent les jours suivants et, de plus, il s'y ajoute de l'ictère. Muqueuses et téguments se colorent ; la malade devient, nous dit-elle, jaune comme un serin. Mais cet état spécial ne fut pas de longue durée, car au moment de son entrée à l'hôpital il n'en reste plus trace.

A cette époque, quinze jours après les phénomènes inquiétants du début, on se trouve en présence d'une malade très pâle, au teint de cire, avec les muqueuses et les téguments décolorés ; elle est bien bâtie et présente de l'embonpoint. La température, très élevée (40o2), s'accompagne d'un état typhoïde des plus alarmants.

La langue est sèche, fendillée par endroits, sans cependant de fuliginosités aux lèvres, ni de pulvérulence des narines.

Les vomissements ont cessé, mais la diarrhée persiste intense ; la malade se souille six à huit fois par jour ; les selles sont colorées.

L'abdomen est météorisé et douloureux dans toute son étendue, avec deux points plus sensibles dans la région hépatique et épigastrique et dans la zone annexielle droite. Pas d'ascite.

La rate est à peine percutable ; mais le foie déborde les fausses côtes d'environ deux travers de doigt.

Il existe une forte congestion du poumon droit, plus légère à gauche. Par moment, surviennent des sortes de spasmes respiratoires, le diaphragme s'immobilise, la respiration devient angoissée ; mais ces phénomènes ne furent observés qu'une seule journée.

Par le toucher vaginal on constate un état normal du côté de l'utérus, un peu d'empâtement du cul-de-sac droit.

Les urines contiennent une assez forte proportion d'albumine, 20 grammes d'urée par litre, pas de pigments biliaires.

Au cœur, souffle anémique.

Pouls rapide, mais régulier, assez bien frappé.

Les jours suivants l'obnubilation du début ne fait que croître, la mémoire bientôt disparaît, le délire s'installe; la température, d'abord à 40o2, tombe à 39o et 37o8 ; ultérieurement, hypothermie avec 35o5 et 36o2.

Avant l'apparition de cette hypothermie, nous pratiquons, sur les conseils de notre maître M. le Prof. Arnozan, une injection de 1 centimètre cube d'essence de térébenthine à la cuisse droite, elle reste absolument sans effet; il en est de même d'une deuxième pratiquée deux jours plus tard. La mort survenait quarante-huit heures après cette dernière.

L'autopsie permit de constater que le péritoine et l'intestin étaient sains, ainsi que l'utérus. L'ovaire droit était scléro-kystique.

A la coupe du foie, on constate, disséminés sur toute l'étendue de l'organe, en rapports étroits avec les canaux biliaires, de nombreux foyers purulents. Ils varient du volume d'un pois à celui d'une grosse noix. Le cholédoque est resté perméable; mais le canal cystique est oblitéré et la vésicule ne contient plus qu'une sorte de mucosité jaunâtre.

On voit donc que toute intervention chirurgicale sur la vésicule eût été inefficace. Mais ce qu'il nous paraît intéressant à mettre en lumière, c'est cette inefficacité absolue, cette absence complète de réaction des deux abcès provoqués. Elle permettait de porter à l'avance un pronostic fatal qui, d'ailleurs, s'est vite confirmé.

Observation XIV (Inédite).

(Service de M. le Prof. Arnozan; recueillie par M. Duvergey,
Interne des Hôpitaux.)

**Dothiénentérie. Broncho-pneumonie. Abcès de fixation.
Guérison.**

J. C..., dix-sept ans, boulanger, entre le 31 mars 1901, salle 14,
lit 28. Bonne santé antérieure.

Depuis le 15 mars, douleurs vagues, céphalée, diarrhée.

Le 28 mars, douleurs dans le ventre, diarrhée s'accentue, vomissements, prostration; s'alite.

Le 1er avril, torpeur, yeux hagards, divague, secousses musculaires.
Souffle et râles fins à la base gauche, crachats visqueux et rouillés.
Légères traces d'albumine dans les urines. Cœur mou. Température
40o4 et 40o2. Pouls 120. Cinq bains froids et injection de 1 centimètre
cube d'essence de térébenthine à la cuisse droite. Séro-réaction négative.
Ensemencement du sang : staphylocoques.

Le 2 avril, amélioration légère ; nuit calme ; taches rosées lenticulaires. Cinq bains froids.

Le 3, disparition du délire. Nouvelle injection de térébenthine.

Le 4, amélioration considérable de la broncho-pneumonie; chute de la
température à 38o8 et 39o.

Le 6, séro-diagnostic positif. Réaction des abcès. Température 36o8
et 37o2. Pouls à 84. Crise urinaire.

Le 9, muguet. Incision du premier abcès. Température 37o8.

Le 11, incision du deuxième abcès. Température 37o2 et 36o8. Trois
et quatre litres d'urine.

Le 23, quitte l'hôpital, guéri.

Observation XV (Inédite).

(Service de M. le Prof. Arnozan ; recueillie par M. Duvergey,
Interne des Hôpitaux.)

**Broncho-pneumonie. Fièvre typhoïde. Abcès de fixation.
Guérison.**

Entre le 20 mars 1901, salle 14, lit 25, pour toux, expectoration, fièvre,
grande prostration — le tout date du 21 mars. Aucun antécédent.

Grand abattement. Pommettes rouges. Température 40°. Pouls 110. 44 inspirations. Cœur mou. A la base gauche, souffle tubaire, râles crépitants. Congestion à droite, bronchite généralisée partout ailleurs. Expectoration visqueuse et rouillée. Taches rosées lenticulaires. Diarrhée abondante ; urines rares chargées d'albumine.

Le 26, en présence du subdélire, injection au niveau de la face externe de la cuisse de 1 centimètre cube d'essence de térébenthine. Deux heures après, douleur, gonflement, empâtement. Pas de bains.

Le 27, la température tombe à 39°4 et le soir à 39°.

Le 28, crise urinaire ; crachats peu abondants. Température 39°.

Le 29, amélioration sensible. Température 39° et 38°4.

Le 31, très grande amélioration. Température 37° et 37°4.

Le 1er avril, disparition des divers symptômes pulmonaires. Selles régulières. Sommeil.

Le 5, incision de l'abcès : 200 grammes de liquide *sanguin* mêlé de pus. Le pus examiné renferme du staphylocoque et des tétragènes.

Le 13 avril, commence à manger.

OBSERVATION XVI (Inédite).

(Service de M. le Prof. Arnozan ; recueillie par M. Duvergey,
Interne des Hôpitaux.)

**Dothiénentérie. Broncho-pneumonie. Abcès de fixation.
Guérison.**

H. M..., dix-sept ans, domestique, entre le 23 avril 1901, salle 5, lit 21. Pas d'antécédents.

Prostration, vive céphalée, gargouillement dans la fosse iliaque droite, diarrhée, taches rosées lenticulaires, bronchite généralisée, congestion des deux bases. Urines rares, chargées, albumineuses. Séro-diagnostic positif.

Le 26, l'état s'aggrave.

Le 27, souffle tubaire dans toute l'étendue du poumon droit avec râles crépitants et matité. Dyspnée intense ; 60 inspirations à la minute. Pas d'expectoration. Température 38° et 38°5. Injection de 1 centimètre cube d'essence de térébenthine à la face interne de la cuisse droite.

Le 28, vive réaction, Délire.

Le 29, amélioration, diminution de la dyspnée, crise urinaire.

Le 2 mai, l'abcès évolue mal, grand abattement, dyspnée intense (60 inspirations par minute). Nouvelle injection d'essence de térébenthine.

Le 4 et le 5, grande amélioration.

Le 6, entre en convalescence.

Le 19, commence à manger.

Les abcès se sont ouverts spontanément. La guérison est plus longue ; la cicatrisation ne s'est effectuée que vers la fin du mois de mai. Est sortie guérie le 15 juin.

OBSERVATION XVII (Inédite).

(Service de M. le Prof. Arnozan ; recueillie par M. Duvergey,
Interne des Hôpitaux.)

Dothiénentérie. Infection utérine. Abcès de fixation. Guérison.

Marie D..., vingt-huit ans, cuisinière, entre le 3 février 1901, salle 5, lit 4. Habituellement bien portante, vient à l'hôpital parce que depuis une huitaine de jours elle se sent souffrante ; elle se plaint de céphalée, de diarrhée, de douleur abdominale et de prostration. Les règles ne seraient pas apparues depuis novembre ; elle serait enceinte de deux mois.

Diarrhée, taches rosées lenticulaires, léger ballonnement du ventre, gargouillement, douleur dans la fosse iliaque droite, stupeur, insomnie. Température oscille entre 39° et 40°. Pouls entre 100 et 120.

Dans la nuit, avortement. Il manque le délivre, que l'on trouve retenu dans la cavité cervicale. Injections chaudes.

Le 8, curettage. Injection de 400 centimètres cubes de sérum de Hayem.

Le 9, état général mauvais, langue sèche, pouls petit, intermittent, dicrote, à 130 ; diarrhée abondante, fatigue extrême. Congestion aux deux bases. Injection de 1 centimètre cube d'essence dans la fesse droite. Le soir, état général meilleur, moins de fatigue, urines abondantes. La température tombe à 37°7, s'y maintient le lendemain matin et, après une nouvelle ascension à 39°3, descend progressivement en lysis.

Le 10, la malade a dormi une partie de la nuit. La fesse est douloureuse. Mieux notable. Facies meilleur. Pouls excellent à 90. Le soir, fatiguée du bruit de la journée, un peu de céphalée avec ascension thermique.

Le .11, état général bon. Urines claires abondantes. Température 37°6 et 39°2.

Les jours suivants, l'amélioration s'accentue, crise urinaire. La cavité utérine ne suppure plus.

Le 16, incision de l'abcès. Le pus est *sanguinolent*, chargé de caillots, il sent la térébenthine.

Le 20, état général excellent. Abcès en voie de guérison.

Le 28, commence à manger. Guérison rapide.

Le pus, examiné, contenait en quantité du bacille d'Eberth très virulent.

Observation XVIII (Personnelle).

(Service de M. le Prof. Arnozan.)

**Dothiénentérie. Broncho-pneumonie. Cinq abcès de fixation.
Amélioration passagère, puis mort.**

François F..., vingt-huit ans, entre le 18 octobre, salle 14, lit 11. Il arrive de Soulac où sévissait une épidémie de fièvre typhoïde. Céphalée, diarrhée, prostration, fièvre (39°6). Langue rôtie, narines fuligineuses. Gargouillement et douleur dans la fosse iliaque. Eruption de taches rosées lenticulaires sur le ventre, la poitrine, le dos. Cœur mou, congestion des poumons aux deux bases.

Le 24, malgré le traitement institué, aggravation légère : langue plus sèche, pouls très mou, légère hémorragie intestinale. Un peu d'albuminurie.

Le 26, langue grillée, yeux hagards, inconscience ; cœur défaillant. Pouls à 128. On donne XXX gouttes de teinture de digitale.

Le 28, même adynamie ; pouls mou, tend à devenir filiforme, influencé par le moindre mouvement. A dix heures, injection de 1 cc. 1/2 d'essence de térébenthine à la cuisse droite. Pas de douleur immédiate. Strychnine, digitale, glace sur le cœur.

Le 29, réaction à peine sensible. Nouvelle injection de 1 centimètre cube d'essence à la cuisse gauche. Etat stationnaire, même adynamie.

Le 30, troisième injection de 1 centimètre cube d'essence au flanc gauche ; pas de réaction.

. Le 1ᵉʳ et le 2 novembre, état franchement mauvais. La torpeur continue. Le pouls, filiforme, oscille entre 130 et 140. Température entre 38o5 et 39o. Le malade ne s'alimente pas. Oligurie.

Le 3, le pouls s'abaisse à 120, la température à 38o. L'état général devient meilleur, là torpeur est moins profonde, le malade s'alimente un peu. Les abcès commencent à réagir, mais en sens inverse de leur époque de production. Le dernier provoqué est celui dont la réaction s'affirme davantage.

Les jours suivants, le mieux s'accentue, l'état général devient meilleur la langue se déterge, le facies est plus vivant, l'alimentation suffisante. La température s'abaisse entre 37 et 37o5, mais le pouls reste élevé (120 environ).

Le 8, fluctuation très nette au niveau des trois abcès.

Le 10, pouls toujours rapide (120-130), mais défervescence complète. La congestion aux deux bases s'est beaucoup améliorée. Langue humide. Etat relativement bon. Ouverture des trois abcès. Il s'écoule de chacun environ 300 grammes de pus bien lié, louable, sanguinolent. L'examen bactériologique ne nous a permis d'y déceler aucun microbe. A noter que la densité du pus était absolument en rapport avec la date de leur production. Le dernier contenait une matière très dense, comme du mastic.

Les 12 et 13, le mieux s'accentue. Température 36o5.

Le 19, l'albuminurie a entièrement disparu. Séro-diagnostic très franchement positif.

Le 20, les trois abcès sont totalement cicatrisés. Tout pansement est supprimé. Température 36o2 et 36o8.

Le 21, brusquement, physionomie angoissée. Température 39o4. Pouls 140.

Le 22, température à 40o2 le soir. Gros foyer de broncho-pneumonie à la base droite. Dyspnée intense. Nouvel abcès de fixation au flanc droit (1 centimètre cube).

Le 23, température 39o2 et 39o8. Cœur affolé. Pouls 160 ; le soir, incomptable. Glace sur le cœur.

. Le 24, température 38o6. Pouls 160. L'abcès de la veille a un peu réagi ; le soir, température 40o. Pouls 180. Diarrhée et albuminurie intenses. On fait un cinquième abcès de fixation à la cuisse droite (1 centimètre cube).

Le 25, cœur faiblit de plus en plus. Disparition du deuxième bruit. Pouls 100; le soir, incomptable (strychnine, huile camphrée, quinine, glace). L'abcès du flanc est stationnaire, celui de la cuisse ne réagit pas.

Le 26, température s'abaisse à 37°8. Pouls 145 ; le soir, 38°4. Tendances syncopales. Le foyer de broncho-pneumonie est de plus en plus étendu. Sixième abcès de fixation à la cuisse gauche (1 centimètre cube). Les précédents ne réagissent pas.

Le 27, température 38°. Pouls incomptable. Dyspnée intense. Mort à midi. Pas de réaction du côté des abcès.

OBSERVATION XIX (Inédite).

(Service de M. le Prof. Arnozan ; recueillie par M. Duvergey,
Interne des Hôpitaux.)

Dothiénentérie. Broncho-pneumonie double. Trois abcès de fixation. Pas de réaction. Mort.

M. C..., vingt-cinq ans, ménagère, entre le 18 février 1901, salle 5, lit 5.

Pas d'antécédents à relever. A signaler seulement qu'elle habite une rue où l'on fait des travaux d'égouts. Dans ce même quartier, plusieurs personnes ont présenté de la diarrhée intense. Elle-même y a été sujette pendant quatre à cinq jours, puis il s'y est ajouté du délire, de la céphalée, du ballonnement du ventre.

Au moment de son entrée, prostration, langue sèche, narines pulvérulentes, dents et gencives fuligineuses. Délire accentué surtout pendant la nuit. Météorisme, gargouillement de la fosse iliaque droite, congestion aux deux bases; foie, rate volumineux et douloureux; cœur assez bon, mais rapide. Pouls à 120 ; température à 39°6. Incontinence des sphincters.

Le 23, pouls à 160, mou, défaillant; respiration pénible à 40 et 60. Forte congestion droite. Prostration complète, tendance à la syncope. Le soir, à neuf heures, injection dans le flanc gauche de 1 centimètre cube d'essence de térébenthine.

Le 24, nuit mauvaise. Pneumonie droite; un bain froid et enveloppement humide.

Le 25, éclosion d'un nouveau foyer de broncho-pneumonie à gauche. Le flanc gauche ne présente aucune réaction. Nouvelle injection de 1 centimètre cube d'essence de térébenthine au flanc droit. Drap mouillé.

Le 26, nuit un peu meilleure; état général plus satisfaisant; flancs douloureux. Plus de délire. Eschares au sacrum.

Le 27, état stationnaire. Les crachats contiennent pneumocoque, staphylocoque, streptocoque, tétragène.

Le 28, pouls rapide, mou, allant de 120 à 160 pulsations. Dyspnée intense à 58. A onze heures, injection de 1 cc. 1/2 d'essence de térébenthine à la fesse droite.

Pas d'amélioration; meurt à neuf heures du soir.

A l'autopsie, lésions classiques de dothiénentérie. Myocardite, broncho-pneumonie double, foie gras.

Abcès n° 1 : large comme la moitié de la paume de la main, étalé entre le derme et l'aponévrose, nettement limité. Contient une substance molle, crémeuse, gris rose, ayant l'aspect de pulpe cérébrale écrasée.

Abcès n° 2 : foyer du volume d'une amande constitué par du tissu cellulaire graisseux, rougeâtre, ramolli, présentant encore l'odeur de térébenthine, ne s'enkyste pas.

Abcès n° 3 : foyer gros comme une amande à contours très nets; tissu rouge grisâtre, assez dur, présentant sur certains points l'aspect d'infiltration purulente.

OBSERVATION XX (Inédite).

(Service de M. le Prof. Arnozan ; recueillie par M. Duvergey,
Interne des Hôpitaux.)

Dothiénentérie. Abcès de fixation. Guérison.

E. O..., vingt et un ans, blanchisseuse, entre le 25 mars 1901, salle 5. Antécédents nuls.

Depuis le 15 mars, souffre des membres inférieurs, éprouve une grande lassitude, de la céphalée, a de la diarrhée. Elle vient le 25 mars dans un état complet de prostration avec une température de 40°5, un pouls à 120. Météorisme, diarrhée, gargouillement dans la fosse iliaque droite, délire calme qui s'accentue pendant la nuit; pas de taches rosées, urines rares et albumineuses ; cœur mou ; bronchite généralisée et congestion aux deux bases.

Cinq bains froids par jour et trois enveloppements humides ; quinine, glace sur la tête.

Les jours suivants, les phénomènes précédents s'accentuent, la température oscille entre 40 et 41o. Délire. Apparition des taches rosées.

Le 29, l'état devient si grave, que l'on injecte au niveau de la face externe de la cuisse 1 centimètre cube d'essence de térébenthine. A ce moment, température 39o6 et 40o4. Pouls 108. Respiration 38.

Le 30, douleur vive et empâtement. Chute de la température à 39 et 38o6. Pouls à 96.

Le 31, amélioration considérable au seizième jour de la maladie, plus de délire, sommeille ; la température tombe à la normale et ne dépasse plus 37o4. Pouls à 80. On cesse les bains.

Le 1er avril, urines abondantes, céphalée insignifiante ; l'apyrexie continue.

Le 8, hypothermie de la convalescence à 36o. Incision de l'abcès. Il s'écoule environ 100 grammes de pus jaune verdâtre, bien lié ; examiné, on y découvre du staphylocoque.

Le 13, s'alimente normalement ; l'abcès est totalement cicatrisé depuis le 11.

Le 21, commence à se lever.

Observation XXI (Personnelle).

(Recueillie dans le Service de M. le Prof. Arnozan.)

**Fièvre typhoïde. Abcès de fixation. Absence de réaction.
Mort.**

B. L..., entre le 19 février, salle 14, se plaignant de céphalalgie et de malaise général depuis une dizaine de jours.

Ses parents sont vivants et bien portants.

Lui-même a toujours eu jusqu'à présent une santé excellente ; aucune diathèse ; en particulier, ni alcoolisme ni syphilis.

La maladie actuelle a débuté par de violentes céphalées et de la lassitude. Ni vomissements, ni épistaxis, ni diarrhée, mais insomnie continuelle.

A son arrivée à l'hôpital, nous sommes tout de suite frappé de son profond abattement et de sa stupeur. Sa langue est sèche et un peu fendillée, rouge sur les bords et à la pointe. Il existe sur les amygdales un dépôt pultacé qui disparaît en quelques jours.

Le ventre est météorisé, légèrement douloureux à la pression. La diarrhée est abondante (huit à douze selles par jour), jaunâtre.

Le foie et la rate paraissent normaux.

Taches rosées lenticulaires sur toute la paroi abdominale et même la partie inférieure du thorax.

Bronchite généralisée et congestion pulmonaire aux bases. Dyspnée légère.

Rien de spécial du côté du cœur; pouls dicrote bat à 120.

Urines fébriles, peu abondantes; pas d'albuminurie.

La température est à 39°, mais ne tarde pas à s'élever jusqu'à 40°.

Le malade est soumis au traitement par la quinine et par les lotions froides. On lui donne, en outre, deux lavements par jour d'eau bouillie et des boissons abondantes. Malgré cela, la température s'élève de plus en plus; la diarrhée reste très abondante, la langue se rôtit; le délire s'installe, surtout nocturne.

Au dix-huitième jour, la température s'abaisse à 38°6 et 39°5, mais le pouls devient rapide, mou et bat à 120 et 130. La congestion pulmonaire se généralise, et, outre les deux bases, occupe le sommet droit. Le délire est continu. La strychnine, l'huile camphrée restent sans effet.

En présence de cet état des plus graves, nous songeons à faire une injection d'essence de térébenthine. Nous en injectons 1 centimètre cube à la cuisse droite; l'injection n'est pas douloureuse.

Le lendemain, le lieu de la piqûre est un peu douloureux à la pression; mais on ne constate ni rougeur ni tuméfaction. L'état reste très grave.

Le surlendemain, il est désespéré. La diarrhée persiste, profuse; la dyspnée est intense, et la congestion ne rétrocède pas. Il ne se produit *aucune réaction* du côté de l'abcès provoqué. Le malade meurt dans la nuit.

Observation XXII (Inédite, résumée).

(Service de M. le Prof. Arnozan; recueillie par M. Duvergey,
Interne des Hôpitaux.)

**Tuberculose pulmonaire avancée. Deux abcès de fixation.
Amélioration passagère.**

M. L..., vingt-trois ans, cuisinière. Antécédents héréditaires chargés au point de vue tuberculose. Toujours chétive. A vingt ans, toux, amaigrissement, perte des forces. A vingt-deux ans, fièvre typhoïde suivie d'ictère, d'angine, d'érysipèle et d'accouchement prématuré. A la suite, toux plus fréquente, hémoptysies, expectoration purulente.

En mai 1900, on constate l'existence d'une petite caverne au sommet gauche, ramollissement au sommet droit.

Après une amélioration passagère obtenue par le cinnamate de soude et qui lui permet de quitter l'hôpital quelques mois, elle revient le 24 octobre avec des lésions de plus en plus étendues. Etat général mauvais. Diarrhée, notable amaigrissement, anorexie, perte complète des forces. Un nouveau traitement de dix jours par le cinnamate de soude n'entraîne aucune amélioration, mais seulement l'apparition d'un foyer de congestion à la base gauche.

Le 9 février, en dehors du ramollissement du sommet droit et du souffle caverneux du sommet gauche, de plus en plus accusé, frottements pleuraux et percussion douloureuse sur une grande étendue de la poitrine. La température oscille entre 39°, 39°3 et 37°. On fait une injection de 1 centimètre cube d'essence de térébenthine dans la fesse gauche. Une heure après, douleur vive, et dès le soir tuméfaction et induration.

Le 10 février, la céphalée est moins vive, la douleur de la moitié gauche du thorax a diminué. Fesse douloureuse.

Le 11 février, la malade n'a pas dormi à cause de la douleur de la fesse; mais état général meilleur. Température 38° et 38°2. Fesse empâtée, douloureuse dans sa totalité.

Le 19, l'abcès, incisé le 15, est guéri. Cicatrisation complète. Les jours suivants, mieux notable.

A partir du 22, la température ne présente plus de grandes oscillations et ne dépasse plus 38o et 38o2. Etat général meilleur., Appétit, plus de céphalée, ni de douleur thoracique. Râles congestifs disséminés bien moins abondants qu'avant.

Le pus de l'abcès n'a pas cultivé.

L'amélioration est telle que le 1er avril la malade sort et va prendre l'air dans le jardin.

Vers le 15 avril, les divers phénomènes : insomnie, céphalée, toux, oppression réapparaissent.

Le 18 avril, nouvelle injection de 1 centimètre cube d'essence de térébenthine au niveau de la face externe de la cuisse. Amélioration moins sensible, mais assez nette durant huit jours. Après cicatrisation de l'abcès, la malade se sent mieux, mange, se lève, souffre moins de ses points de côté.

Le 1er octobre, la malade est dans un état stationnaire, il n'y a rien de bien changé.

Observation XXIII (Inédite, résumée).

(Service de M. le Prof. Arnozan ; recueillie par M. Duvergey,
Interne des Hôpitaux.)

Tuberculose pulmonaire. Abcès de fixation. Amélioration très passagère. Mort.

P. L..., quarante-deux ans, manœuvre, entre le 13 mars 1901, salle 14, lit 32. Pas d'antécédents héréditaires, ni personnels. L'affection aurait débuté, dit-il, en janvier 1901 sous forme de bronchite survenue spontanément. Rapidement : amaigrissement, fièvre, sueurs nocturnes, perte des forces.

Le 14 avril, malade pâle, très amaigri, sueurs profuses. Température à grandes oscillations entre 37 et 39o4. Gargouillement dans tout le sommet gauche sur une très grande étendue. A droite, sommet induré.

Abcès de fixation le 14 avril 1901 à la cuisse gauche. L'évolution en est très longue ; c'est à peine si le 22 avril on perçoit au niveau de l'abcès un peu de rougeur et de gonflement.

Incision le 26 avril. Le malade se dit amélioré ; mais au point de vue clinique aucun changement.

Meurt le 8 mai.

OBSERVATION XXIV (Inédite).

(Service de M. le Prof. Arnozan ; recueillie par M. Duvergey,
Interne des Hôpitaux.)

Tuberculose pulmonaire. Pyo-pneumothorax. Abcès de fixation. Réaction. Pas d'amélioration.

Ed. D..., vingt ans, garçon de café, entre le 11 février 1901, salle 14, lit 22. Depuis un an, tousse, crache, maigrit, perd ses forces, a des hémoptysies. Son père, sa mère, une sœur sont morts de tuberculose pulmonaire.

Ramollissement du sommet gauche ; caverne à droite. Expectoration abondante et purulente. Fièvre tous les soirs.

En avril, aggravation, apparition de pleurésie purulente droite, qu'on ponctionne à diverses reprises et qui succède à un pneumothorax ouvert survenu fin mars.

Le 14 avril, injection de 1 centimètre cube d'essence de térébenthine au niveau de la cuisse droite. Le soir même, vaste tuméfaction, réaction intense. Incision dix jours après, guérison rapide. Aucun changement appréciable.

Meurt le 14 mai.

OBSERVATION XXV (Inédite).

(Service de M. le Prof. Arnozan ; recueillie par M. Duvergey,
Interne des Hôpitaux.)

Pneumonie caséeuse. Abcès de fixation. Pas de réaction. Mort.

L. M..., trente-trois ans, domestique, malade depuis deux ans, toussait, crachait, maigrissait, suait, avait des hémoptysies.

Le 1er avril, refroidissement, s'alite le soir même avec oppression, toux, état anxieux.

Arrive à la salle 14 avec état alarmant, extrémités froides, signes de pneumonie caséeuse greffés sur de vieilles lésions des sommets. Plus de pouls.

Injection de 1 centimètre cube d'essence de térébenthine le 4 avril, aucune trace de réaction.

A midi, le 5, mort.

Car.   4

Observation XXVI (Inédite).

(Service de M. le Prof. Arnozan ; recueillie par M. Duvergey,
Interne du Service.)

**Tuberculose pulmonaire. Granulie. Abcès de fixation.
Pas de réaction. Mort.**

X..., quarante ans, entre le 25 mars, salle 14, lit 17 ; présente depuis
un an et surtout depuis deux mois des signes de bacillose. Entre dans
un état alarmant avec pouls petit, dyspnée, diarrhée abondante. Râles
dans toute l'étendue de la poitrine avec des zones de ramollissement ;
subdélire, température 39°, pouls 130. Respirations 30-40 par minute.

Le 26, injection de 1 centimètre cube d'essence de térébenthine.

Aucune réaction les jours suivants, l'état s'aggrave ; plus d'expectoration.

Le 31, nouvelle injection de 1 centimètre cube d'essence de térébenthine à la cuisse gauche.

Le 2 avril, nouvelle injection. Pas de réaction.

Le 4, ballonnement du ventre.

Le 5, mort.

A l'autopsie, lésions anciennes des sommets. Pneumonie caséeuse,
granulie, lésions intestinales avec perforation.

Observation XXVII (Inédite).

(Service de M le Prof. Arnozan ; recueillie par M. Duvergey,
Interne des Hôpitaux.)

**Tuberculose pulmonaire. Broncho-pneumonie. Trois abcès
de fixation. Amélioration.**

Jeanne B..., sans antécédents héréditaires, sujette pendant l'hiver
aux bronchites à répétition ; a beaucoup maigri depuis un an, tousse et
a une expectoration franchement purulente.

Le 25 février 1901, à la suite d'un léger refroidissement, apparition
d'une forte dyspnée, bronchite généralisée, congestion aux deux bases.

Le 7 mars, adynamie profonde. Température 38°2. Pouls 100. 40
inspirations à la minute ; souffle, râles sous-crépitants fins. Myocar-

dite. Crachats abondants, purulents, renfermant surtout du pneumocoque. Injection de sulfate de strychnine et de 1 cc. 1/2 d'essence de
térébenthine dans le tissu cellulaire de la fesse.

Le 8 mars, état stationnaire, réaction très vive au niveau de la
fesse.

Le 9 mars, la réaction paraît s'atténuer, état général alarmant ;
on doit isoler la malade qui crie et est très agitée ; 40 à 50 inspirations
par minute.

Le 11, nouvel abcès de fixation.

Le 14, faible réaction. Troisième abcès de fixation. A partir de ce
moment, l'amélioration apparaît avec la franche suppuration des abcès.
La dyspnée diminue ; l'expectoration traitée sans succès durant un mois
par le suc pulmonaire se tarit. Le premier abcès est incisé le 15, le
deuxième le 18, le troisième le 21. Pus stérile.

Le 28, amélioration toujours très sensible.

La malade sort le 15 avril très améliorée. Elle va à Luchon en juin ;
en septembre, son état est assez satisfaisant.

OBSERVATION XXVIII (Inédite).

(Service de M. le Prof. Lanelongue ; recueillie par M. Duvergey,
Interne des Hôpitaux.)

Péritonite suraiguë. Abcès de fixation. Pas de réaction. Mort.

Femme de quarante ans, poussée de péritonite suraiguë, consécutive
à une tentative d'avortement. Pouls petit, filiforme, intermittent. Vomissements. Injection d'essence de térébenthine le 1er février. Aucune
réaction. Nouvelle injection de 2 centimètres cubes d'essence.

Meurt le 3 février.

A l'autopsie, perforation utérine et intestinale avec péritonite généralisée.

OBSERVATION XXIX (Personnelle).

(Recueillie dans le Service de M. le Prof. Arnozan.)

**Empoisonnement aigu par l'oxyde de carbone. Abcès de fixation.
Guérison. Absence complète de toute complication.**

Emile B..., âgé de cinquante-quatre ans, employé à la Compagnie du
Midi, est porté le 7 janvier dans le service de M. le Prof. Arnozan. Il
est dans un état comateux complet.

Grâce aux renseignements qu'on nous fournit, nous apprenons que la veille au soir il a pris son poste de surveillant comme d'habitude, et que le matin au jour, l'homme chargé de le relever l'a trouvé assis, sans connaissance, la tête appuyée sur la petite table où restaient encore quelques traces du repas de la nuit. Les portes et fenêtres de la guérite étaient fermées et le petit poêle à charbon éteint. Le chien qui se trouvait avec lui paraissait inanimé, étendu sur le sol; cependant trois ou quatre heures plus tard il était pris de vomissements et revenait à la vie.

Conduit à l'hôpital aussitôt, notre malade est, au moment où nous l'examinons, plongé dans le coma, inerte, ne réagissant plus à aucune excitation. Ses réflexes cornéens, rotuliens, plantaires, sont conservés quoique très diminués, seuls les testiculaires et abdominaux ont disparu.

Les membres retombent lourdement si on les soulève au-dessus du lit; cependant de temps en temps quelques mouvements spontanés.

Le visage est fortement congestionné, mais rouge, nullement violacé. La respiration est pénible, gros râles trachéaux, par moments tendance à l'arrêt, et l'on est obligé de recourir alors à la respiration artificielle. Celle-ci est rendue difficile par le trismus. On doit recourir à l'ouvre-bouche.

Le pouls est bon, bien frappé, rapide, il bat à 116.

La température est à 37°6.

Pas d'urine.

Pas de vomissements, pas d'incontinence des matières.

Gros râles ronflants dans toute l'étendue de la poitrine.

Somme toute, état très grave, presque désespéré.

Nous pratiquons aussitôt une large saignée de 400 grammes. Le sang retiré est vermeil et présente les raies et l'absence de bande de Stokes par les réducteurs, caractéristiques de la carboxyhémoglobine. A la suite de la saignée, on fait une injection de 300 centimètres cubes de sérum de Hayem. Larges inhalations d'oxygène. Injections sous-cutanées d'éther. Enfin M. le Prof. Arnozan fait pratiquer une injection hypodermique de 2 centimètres cubes d'eau oxygénée à 5 volumes.

Malgré ces nombreux efforts thérapeutiques, l'état reste sensiblement stationnaire ; on ne peut quitter le malade ; à tout instant on doit recourir à la respiration artificielle.

Entre temps, on constate un symptôme assez spécial. On voit apparaître du nystagmus horizontal très lent (à peine 15 oscillations par minute) qui s'installe définitivement.

Dans l'après-midi, la respiration devient plus calme, moins bruyante, plus régulière. Les réflexes sont plus accusés, le teint reste uniformément rosé.

Les extrémités sont un peu refroidies.

A l'inertie totale du matin a succédé de la contracture; les quatre membres, la nuque, mais surtout les deux membres supérieurs, sont complètement tétanisés et l'on n'arrive que difficilement à leur faire perdre la position de demi-flexion qu'ils ont prise.

Le nystagmus lent du matin, qui avait disparu vers midi, a reparu et persiste encore plusieurs heures. La perte de connaissance reste absolue et là déglutition de la moindre quantité de liquide est impossible.

Sur les conseils de notre maître M. le Prof. Arnozan, nous pratiquons une injection sous-cutanée de 1 centimètre cube d'essence de térébenthine, au niveau de la racine de la cuisse droite.

Le 8 au matin, la connaissance est revenue, le malade reconnaît ses parents venus pour le voir, parle, répond aux questions posées; mais il présente une amnésie complète aux sujet des derniers événements. La contracture douloureuse des membres persiste. Pas de troubles de la vue, le nystagmus a disparu. L'alimentation liquide est possible.

L'incontinence des urines persiste. Dans celles qu'on peut recueillir, on ne trouve pas de sucre; il y a des traces d'albumine; 30 grammes d'urée·

Au niveau de l'abcès provoqué la veille, il existe de la douleur, mais sans tuméfaction.

Le 9, la contracture douloureuse des membres diminue; toujours de l'incontinence des urines.

On recherche la présence de l'oxyde de carbone dans le sang; mais l'existence de la bande de réduction de l'oxyhémoglobine revenue empêche d'être affirmatif par ce simple examen; une séparation des gaz du sang serait nécessaire, ce qui n'a pas été pratiqué.

Le 10, le malade va de mieux en mieux. La contracture a presque totalement disparu. Le souvenir de ce qui s'est passé lui est revenu.

Grosse réaction au niveau de l'abcès de fixation (douleur, rougeur diffuse très étendue, empâtement).

Le 12, très bon état. Bon facies. Plus de contracture. Les urines contiennent encore des traces légères d'albumine, mais ni sucre ni pigments biliaires. Un litre est sécrété en vingt-quatre heures et contient 44 gr. 20 d'urée et seulement 2 gr. 24 d'acide phosphorique et 5 gr. 60 de chlorure de sodium.

Grosse réaction au niveau de l'abcès provoqué, mais l'inflammation tend à se limiter.

Le 14, l'amélioration continue; l'albuminurie disparaît.

Le 15, l'examen du sang fait par M. Sabrazès fournit :

     Globules rouges............. 5.373.230 par mmc.

     Globules blancs............. 8.680   —

Quelques très rares hématies nucléées à granulations basophiles. Quelques noyaux libres. Très rares polychromatiques.

     Polynucléés neutrophiles................ 74,99 %

     Lymphocytes......................... 23,50

     Grands mononucléés.................. 0,50

     Eosinophiles 1

Le 16, incision de l'abcès de fixation. Il s'en écoule 100 grammes de pus bien lié, sans grumeaux, couleur *chocolat*.

L'examen direct de ce pus fait par les diverses colorations en usage nous montre qu'il n'y existe pas de microbes ou bactéries. Par contre, nous sommes frappé de sa *richesse absolument anormale en globules rouges légèrement déformés* ; on rencontre seulement quelques leucocytes, de nombreux globules de graisse et des débris cellulaires multiples.

Les ensemencements que nous avons pratiqués sont restés stériles.

Au spectroscope, on obtenait la bande spectrale de Stokes avec les réducteurs.

Le 20, on enlève tout pansement. Le malade commence à se lever.

Le 24, la guérison est complète.

Le 27, il quitte l'hôpital, ne présentant aucun trouble d'aucune sorte.

Cette observation nous paraît intéressante à plus d'un point de vue. C'est, d'une part, l'absence complète de complications à la suite d'une intoxication si grave, que le malade était considéré comme perdu. C'est, d'autre part, ce fait que dans le cas actuel l'abcès de fixation s'est présenté avec un pus d'une composition toute spéciale. Au lieu d'être jaune, épais, strié de sang rouge, il était couleur chocolat, sans grumeaux et d'une richesse tout à fait anormale en *globules rouges*. Les deux faits méritent certainement d'être rapprochés, et si notre malade, cependant très gravement atteint, n'a présenté ni névrites, ni phénomènes cérébraux, ni complications d'aucun genre, nous ne serions pas surpris qu'un fait si exceptionnel ne doive être rapporté à une localisation au niveau de l'abcès provoqué d'un grand nombre de globules rouges surchargés d'oxyde de carbone. L'organisme a été débarrassé d'autant et a pu éliminer ainsi peu à peu un poison qui, s'il n'avait été ainsi « enkysté » en partie, aurait certainement entraîné de graves désordres.

Observation XXX (Inédite).

(Service de M. le Prof. Arnozan; recueillie par M. Duvergey,
Interne des Hôpitaux.)

Empoisonnement par l'acide phénique. Abcès de fixation. Guérison.

P. D..., dix-huit ans, tailleuse, entre le 21 avril 1901, salle 5. Pas d'antécédents à relever.

A la suite d'une vive contrariété, rentre chez elle, à dix heures du soir, et absorbe aussitôt une fiole de « poison » ? Immédiatement perte de connaissance. On la transporte à l'hôpital, et elle ne recouvre ses sens qu'à cinq heures du matin; à ce moment, vomissements spontanés de matières rougeâtres où les aliments pris la veille ne se reconnaissent plus. A sept heures, nouveaux vomissements; à huit heures, tentatives infructueuses de cathétérisme œsophagien pour lavages d'estomac. On fait prendre 2 grammes d'ipéca et 0,05 centigrammes de tartre stibié. Eau de Vichy. Vomissements vingt minutes après. Dans les matières vomies, M. Soulard, pharmacien, a trouvé de l'acide phénique.

Le 22, rien à signaler, sauf urines colorées en noir, avec des traces d'albumine, sans cylindres, mais avec quelques hématies. 27 grammes d'urée; 2 gr. 40 d'acide phosphorique total ; 8 gr. 20 de chlorure de sodium; 1 gr. 30 par litre de phénylsulfate. Injection de 500 centimètres cubes de sérum.

Le 23, abcès de fixation à la cuisse gauche.

Examen du sang : Les hématies présentent des altérations ; on en rencontre un certain nombre avec des contours polygonaux.

Le 24, grosse réaction. Altération des hématies plus nette que le 23. On ne rencontre plus de phénylsulfate dans les urines; la veille il y en avait encore 0 gr. 22.

Le 26, grosse réaction très étendue. Urines abondantes, encore un peu albumineuses, de coloration normale.

Le 29, incision de l'abcès. Le pus recueilli ne contient pas d'acide phénique.

La malade part guérie le 2 mai 1901.

OBSERVATION XXXI (Personnelle).

(Recueillie dans le Service de M. le Prof. Arnozan.)

Empoisonnement par du sel d'oseille. Abcès de fixation. Guérison.

X..., trente ans, maçon, entre le 4 juillet 1902, salle 14, à huit heures du soir. Il vient d'avaler, dans une intention coupable, 125 grammes de sel d'oseille, une heure et demie auparavant. Le sel fut dissous dans environ deux verres d'eau et absorbé en entier ; à peine restait-il au fond de la solution ainsi saturée quelques 15 à 20 grammes de sel encore non dissous. Le tout fut pris à jeun, aucun aliment n'avait été consommé depuis midi. La déglutition en fut très pénible et fut suivie aussitôt d'une vive sensation de brûlure dans la gorge, derrière le sternum et au creux épigastrique. Au bout de quelques minutes, perte de connaissance ; puis un quart d'heure plus tard, vomissements. Des voisins attirés par ses cris le conduisent à l'hôpital. Durant le trajet, nouveaux vomissements constitués cette fois par du sang noirâtre et des caillots. Etat de collapsus assez prononcé, respiration difficile, sueurs abondantes. On fait un grand lavage d'estomac et il sort un liquide mêlé à de nombreux caillots. Potion au chlorure de calcium.

A dix heures du soir, nouveaux vomissements; sang rouge, liquide, mêlé à du mucus et contenant des débris de muqueuse. L'ingestion de chlorure de calcium soulage le malade, mais ne supprime pas une sensation insupportable de brûlure depuis la gorge jusqu'au creux épigastrique. Insomnie. Sueurs. Vue trouble. Urine dans la nuit.

5 juillet. Le matin, fatigue extrême, pas de troubles cérébraux. Soif très vive. Même sensation de brûlure exaspérée par le passage des moindres liquides. Nausées sans vomissements. Sueurs. Pouls 76. Température 37o3. Respiration 28. Le malade marche difficilement, pas de troubles de la vue. Langue rose, humide, pas d'ulcérations dans la bouche. Pharynx rouge. Vers dix heures et demie, violentes coliques, selle pâteuse, abondante, verte. Urines jaune clair, contiennent des traces d'albumine, acidité normale, légère réduction de la liqueur · de Fehling, cristaux d'oxalate de chaux.

Injection de 1 centimètre cube d'essence de térébenthine à la cuisse droite à onze heures. Piqûre peu douloureuse. Mais, à quatre heures du soir, douleur vive avec déjà de l'empâtement. On applique des cataplasmes chauds et dans la nuit il faut même faire une injection de morphine.

L'examen du sang fait à jeun par MM. Sabrazès et Muratet a fourni :

        Hémoglobine...................... 95 %
        Globules rouges.................. 6.293.000
        Globules blancs 8.060

Quelques microcytes assez nombreux. Pas d'hématies à granulations basophiles. Pas de globules rouges nucléés. Pas d'iodophiles.

        Polynucléés........ .... 72,75 %
        Lymphocytes 22,06
        Grands mononucléés.............. 3,48
        Eosinophiles..................... 1,03
        Formes de transition............. 0,68

6 juillet. Pouls 88. Température 38 et 38o4. Pas de diarrhée; mais douleur toujours vive au creux épigastrique, souffre moins pour avaler. Somnolence continuelle. Les douleurs se calment au niveau de l'abcès de fixation, mais réaction énorme. Cuisse très tuméfiée, rouge, chaude, douloureuse au moindre mouvement. Urines « bleues », avec cristaux d'oxalate et de sulfate de chaux, de phosphate ammoniaco-magnésien : 10 gr. 50 d'urée; 0 gr. 92 d'acide phosphorique; 4 gr. 90 de chlorure de sodium, traces d'albumine. Réaction d'Hay fortement positive.

8 juillet. Pouls 80 et 88. Respiration 25-29. Température 37o4. Cons-

tipation légère. Céphalée et somnolence persistent. Légère douleur au moment de la déglutition. Gros empâtement diffus, rougeur de toute la face externe de la cuisse, un peu d'œdème, chaleur locale, douleur à la seule pression.

9 juillet. Forte céphalée, nausées, fourmillements dans les extrémités des membres. Pas de troubles de la sensibilité. Température 37º2 et 37º4.

12 juillet. Incision de l'abcès au huitième jour. 200 grammes de pus uniformément *sanglant*. L'examen a montré qu'il était constitué à la fois par des globules blancs fortement altérés et dégénérés, présentant de nombreuses vacuoles et par des globules rouges extrêmement abondants, quelques-uns paraissent normaux, la plupart sont fortement altérés et contiennent aussi de nombreuses vacuoles et granulations. Ce pus n'a pas cultivé. Le spectroscope y a décelé l'existence d'oxyhémoglobine, sans carboxyhémoglobine. L'examen chimique ne nous a permis d'y déceler ni acide oxalique, ni oxalates.

L'examen du sang pratiqué avant l'incision de l'abcès et dans des conditions identiques à celles de la première prise a fourni :

Hémoglobine	97 °/₀
Globules rouges	6.302.500 p. mmc.
Globules blancs	10.540
Lymphocytes	9.56 °/₀
Polynucléés neutrophiles	85,13
Eosinophiles	1,06
Mononucléés	3,71
Formes de transition	0,53

Le 13, l'abcès est déjà guéri et nous enlevons tout pansement.

Le 18, le malade se sent tout à fait rétabli et part en convalescence à Pellegrin.

Cette observation nous a paru intéressante à plus d'un titre.

C'est d'une part à cause de l'hyperleucocytose provoquée par l'abcès de fixation : de 8.060, le nombre des globules blancs se trouve porté à 10.540. Nous ne saurions faire fond cependant sur ce seul examen pour tirer des conclusions fermes; nous verrons plus loin que les abcès de fixation n'ont pas toujours produit ces mêmes effets.

C'est, d'autre part, l'existence simultanée d'urines bleues et de réaction de Hay fortement positive. Elle marque bien que le foie stupéfié par la forte dose de toxique qui lui arrive devient insuffisant à le retenir et le laisse passer dans le sang.

Les toxicologistes se sont longtemps demandés comment se fait l'empoisonnement par le sel d'oseille et par quel mécanisme s'éliminait ce sel. La très faible proportion d'oxalates toujours rencontrée dans les urines au cours de ces intoxications, autorise à ne considérer le rein que comme une simple voie auxiliaire d'élimination.

Il nous semble que les résultats obtenus par notre abcès de fixation viennent jeter un jour nouveau sur cette question. Le pus recueilli, avons-nous vu, était extrêmement riche en globules rouges plus ou moins altérés. Il était impossible de ne pas rapprocher ce fait de l'Observation XXIX où, également, le pus recueilli était uniformément sanglant. Quelle en était la cause? Ne fallait-il pas dans les deux cas incriminer l'oxyde de carbone? C'est l'idée à laquelle nous nous sommes arrêté. Chauffé à 100° ou traité par l'acide sulfurique, l'acide oxalique se décompose en CO^2 et CO. Sous l'influence des actions moléculaires cette même décomposition ne peut-elle se faire dans l'organisme? Cela expliquerait du coup le mode d'action de l'acide oxalique et des oxalates jusqu'ici inconnu, l'absence de ces sels dans les urines, l'existence de sang toujours vermeil que Tardieu et autres toxicologistes ont relevé au cours de tels empoisonnements. Cela explique enfin l'élimination par les abcès de fixation de nombreux globules rouges mis hors de service par l'oxyde de carbone qui se serait produit dans l'organisme par la décomposition du sel d'oseille.

Observation XXXII (Inédite).

(Service de M. le Prof. Arnozan ; recueillie par M. Duvergey,
Interne des Hôpitaux.)

**Néphrite chronique. Urémie convulsive. Congestion pulmonaire.
Abcès de fixation. Pas de réaction. Mort.**

X..., soixante ans, maçon, entre le 15 mai, salle 14, lit 19 ; a été déjà soigné pour mal de Bright à plusieurs reprises. Albumine dans ses urines.

Le 28 mai, tombe dans l'urémie convulsive ; en même temps, congestion pulmonaire double. Double injection de 1 centimètre cube d'essence de térébenthine au niveau des cuisses.

Le 29 mai, aucune réaction.

Le 1ᵉʳ juin, mort.

Observation XXXIII (Sabrazès, Muratet, J. Carles).

**Méningite cérébro - spinale méningococcique. Deux ponctions
lombaires. Abcès de fixation. Guérison.**

Marie B..., quarante-cinq ans, marchande, entre le 25 février 1902, salle 5, lit 22.

On ne possède aucun renseignement sur les commémoratifs. La malade ne répond pas ou répond à contre-sens aux questions qu'on lui pose. Elle se plaint de la tête et de l'échine et y porte sans cesse les mains ; cris plaintifs de jour et de nuit, mais sans délire bien caractérisé. Après demandes réitérées, elle tire la langue, elle est rôtie.

Les membres et toutes les parties du corps sont douloureux à la pression. Signe de Kernig. Réflexe plantaire vif à droite et à gauche. Réflexes rotuliens conservés, la percussion du genou gauche est douloureuse, on y trouve un peu de choc rotulien ; de même du côté droit, mais moins accusé. Réflexe abdominal nul. Raies vaso-motrices persistent de façon exagérée. Pas de nystagmus, ni de strabisme, pas de troubles pupillaires, un peu de raideur de la nuque.

Signe de bronchite avec congestion intense à la base droite, dyspnée sans Cheyne-Stokes.

Pouls rapide et extrêmement faible, presque imperceptible et inégal ; affaiblissement des bruits du cœur.

Albumine légère. Température 37°.

Zona limité. à la joue droite et la commissure labiale.

Une ponction lombaire est pratiquée par M. le Prof. agrégé Sabrazès. Pendant la ponction, mal de tête progressivement croissant ; puis sommeil dont on la tire assez facilement.

Les 30 centimètres cubes de liquide retiré sont troubles, couleur sirop d'orgeat dilué, avec de petits grumeaux multiples ressemblant à une poussière qu'on soulèverait dans le tube et n'ayant pas l'aspect de coagulation fibrineuse. Par centrifugation, dépôt assez abondant non sanguinolent. On fait des frottis, on fixe par l'alcool.

Bleu de Kühne : leucocytes polynucléés en nombre considérable, rares lymphocytes, rares globules rouges, coccis groupés par deux, généralement intercellulaires, à grains un peu aplatis ressemblant au gonocoque. On en trouve aussi d'extra-cellulaires, inégaux, toujours par deux. Dans une cellule, on peut trouver un grain plus gros ou plus coloré que l'autre. Un ou deux diplocoques dans l'intérieur des cellules ; ces microbes ne sont pas très nombreux et il faut les chercher.

Le liquide céphalo-rachidien ne présente aucun pigment.

Ziehl : pas de bacilles de Koch. On voit les diplocoques ci-dessus très nettement, le plus souvent solitaires, dans l'intérieur des polynucléés.

Gram : ils ne prennent pas le Gram ; on les retrouve dans les préparations colorés en rouge par l'éosine. Ils ne sont pas capsulés.

Le 27 février, somnolence persiste ; respiration (40 par minute) rapide, bruyante. Pouls à 92. Température 37°4 et 38°4. Elle sort de son sommeil quand on lui parle et répond aux questions. Elle se plaint de la tête et tire la langue quand on le lui demande. Langue très saburrale. Raideur de la nuque considérable.

Le 28 février, un peu de délire pendant la nuit, la malade répond aux questions qu'on lui pose et dit que la tête ne lui fait pas mal ; elle est très agitée dans son lit, mais sans attitude spéciale. Signe de Kernig persiste. Strabisme interne de l'œil gauche ; œil terne avec mucosités sur le globe. Myalgie toujours très accusée. Traitement par l'iodure de potassium à forte dose et le biiodure de mercure en injection.

Le 29, deuxième ponction lombaire; 20 centimètres cubes environ sont retirés.

Le 1er mars, on constate que les deux membres, supérieur et inférieur gauches sont paralysés et retombent inertes sur le lit. Raideur de la nuque très accusée, tendance à l'opisthotonos. Cris plaintifs incessants, la malade ne répond plus aux questions qu'on lui pose. État grave. Température 38o2 et 38o4. Incontinence des matières et des urines.

La malade est emportée par sa famille le 2 mars.

On la ramène le 10 mars. Les troubles paralytiques ont disparu au point que la malade peut marcher. L'incontinence des matières et des urines a disparu ; elle ne souffre plus de la tête, mais la surdité persiste à droite. Le zona a rétrocédé, ainsi que la raideur de la nuque. Langue un peu sale. Urines claires normales. Température 37o6. Pouls à 96, régulier, mais de faible tension. Plus rien au niveau des poumons. Il existe deux eschares fessières profondes de près de 1 centimètre. Réponses très sensées aux questions posées.

Les jours suivants, la céphalée réapparaît au point que M. le Prof. Arnozan fait appliquer de la glace sur la tête ; la température oscillant entre 38o6 et 37o, il nous fait pratiquer chaque jour deux injections de 30 centigrammes de quinine pendant sept jours. La malade présente encore un peu de raideur de la nuque et pousse des cris plaintifs, mais moins bruyants qu'autrefois. Elle a le libre usage de ses membres et ne présente aucun trouble de la sensibilité. Sphacèle profond au niveau des eschares fessières.

Le 18, la malade accuse encore de violentes céphalées, sa température s'est élevée la veille au soir à 38o4, malgré quinine et antipyrine ; M. le Prof. Arnozan prescrit une injection de 1 centimètre cube d'essence de térébenthine à la cuisse droite.

Le 19, il s'est produit déjà une violente réaction. Rougeur, douleur, empâtement. La température néanmoins s'abaisse et tombe à 36o4 et 36o2. La céphalée s'améliore.

Le 20, la malade déclare ne plus souffrir de la tête ; on cesse l'usage de la glace, elle se dit beaucoup mieux et commence à manger ; les eschares se détachent et la plaie est en voie de bourgeonner. Température 36o2 et 37o2.

21, 22, 23. Amélioration progressive.

Le 26, l'état étant satisfaisant, nous incisons l'abcès provoqué. Il s'écoule une grande quantité de pus (environ 200 grammes) bien lié, mais uniformément sanguinolent. Le décollement paraît considérable et des poches purulentes remontent jusqu'à la partie moyenne de la cuisse.

Le pus examiné ne contient pas de micro-organismes, quelques globules blancs, pas de globules rouges, une grande quantité de fibrine. Les cultures que nous en avons faites sur gélose, sérum, gélatine sont restées stériles.

Le 27, la température, qui s'est abaissée à la normale depuis le 18 (date de l'abcès de fixation), reste toujours entre 36°5 et 37. La céphalée réapparaît un peu après l'incision de l'abcès. Mais la malade très tranquille ne crie plus, ne s'agite plus. La surdité incomplète persiste toujours; mais la langue est humide et rose ; il n'y a aucun trouble digestif. La sensibilité est intacte, les réflexes conservés, les mouvements conservés. Les forces sont revenues au point que la malade peut spontanément se lever et se tenir debout. Plus de douleurs rachidiennes, plus de troubles sphinctériens ; eschares en voie de guérison. Somme toute, convalescence.

Le 1er avril, la cicatrisation de l'incision faite le 26 est complète. La malade commence à se lever et à se promener.

Elle quitte l'hôpital le 6 avril.

Nous la revoyons le 19 avril. Elle a repris son ménage. Il persiste encore une portion non cicatrisée au niveau des anciennes eschares, mais en très bonne voie de guérison. Se trouve très bien, ne souffre plus de rien.

Observation XXXIV (Personnelle).

(Recueillie dans le Service de M. le Prof. Arnozan).

Méningite cérébro-spinale. Deux abcès de fixation. Guérison.

Dominique R..., soixante-dix ans, est amené au milieu de la nuit à l'hôpital par la police. On vient de le retirer de la Garonne où il s'est jeté.

Les renseignements qui nous furent fournis sur son compte sont assez incomplets. Nous apprenons seulement que depuis trois mois il avait abandonné tout travail, était taciturne, mélancolique, et ne sortait pas d'un mutisme complet. Dans ces temps derniers il se plaignait de ses voisins, et leur reprochait sans motifs de lui faire de continuelles tracasseries ; mais il n'a cependant jamais cherché à leur nuire à son tour en quoi que ce soit.

Dans la nuit du 17 mai, il partit brusquement de chez lui ; il avait déclaré dans la soirée, par quelques propos assez inintelligibles, que son propriétaire lui voulait du mal. On l'amenait quelques heures après à la salle 14, ruisselant de l'eau de la Garonne, où il venait de se précipiter.

Nous le voyons le 17 mai au matin. Il est plongé dans une sorte de stupeur et ne répond que par monosyllabes aux questions posées. Il présente au niveau du cuir chevelu quelques éraflures superficielles, mais point d'ecchymoses mastoïdiennes, ni conjonctivales, point d'épistaxis, ni d'otorragie. D'ailleurs sa motilité est intacte, ainsi que sa sensibilité. Pas de température (36°2, 36°4). Pouls régulier, un peut lent. Pas de vomissements, ni de diarrhée. Dans la poitrine, gros râles de bronchite généralisée.

On lui donne des grogs chauds, de l'extrait mou de quinquina, on applique des cataplasmes sinapisés.

Le 18, la torpeur est moins accusée ; il nous raconte qu'on lui faisait des misères ; il se dit courbaturé de partout, mais il reste muet sur les causes de son plongeon dans la Garonne. Etat assez satisfaisant au point de vue général, pas de température. S'alimente convenablement.

Le 20, sa femme vient le voir, il cause avec elle et mange toutes les petites provisions qu'elle lui a apportées. Pas de température.

Le 21, aggravation subite. Le malade refuse absolument de s'alimenter et pendant toute la journée n'absorbe que quelques cuillerées de lait. Dans la nuit, cris continuels, délire ; il se lève, court dans la salle de côtés et d'autres, se jette sur les lits de ses voisins. On est contraint de l'attacher. Application permanente de glace sur la tête. Injections sous-cutanées de quinine.

Le 22, forte température (38°8). Contracture généralisée, les membres supérieurs sont immobilisés en demi-flexion ; néanmoins on peut arriver à surmonter la résistance musculaire. Les membres inférieurs sont raidis en extension ; les muscles du dos et de la nuque sont aussi fortement contracturés. La tête est immobile, impossible de la mouvoir; il est très difficile d'asseoir le malade. Signe de Kernig. Un peu de trismus. Blépharospasme. Conservation du réflexe pupillaire. Le réflexe plantaire est normal; mais les réflexes rotulien, testiculaire, abdominal, ont disparu. Pas de réaction à la piqûre, ni au pincement, ni à la mala-xation des muscles. Pas de raie vaso-motrice. Rougeur fessière, sans eschare. Le malade est plongé dans un état comateux, coupé par des accès de délire très violent. Point de vomissements ; pas de rétraction du ventre. Constipation. Pouls fort mais rapide (120). Matité aux deux bases, avec abolition du murmure vésiculaire et râles crépitants fins. Incontinence des urines et des matières fécales.

Le soir, l'état reste toujours alarmant, nous faisons alors, sur les con-seils de M. le Prof. Arnozan, un abcès de fixation à la cuisse droite (1 centimètre cube d'essence de térébenthine).

Le 23, la contracture est plus violente encore que la veille. Tempé-rature élevée (38°8 et 38°6). Pouls à 120 et 130. Etat toujours coma-teux. Eschare sacrée. L'abcès fait la veille au soir commence à réagir, un peu d'empâtement douloureux.

Le 24, grosse réaction de l'abcès de fixation ; la température baisse à 38° et 38°2 ; mais toujours prostration absolue, congestion aux deux bases ; délire intermittent mais plus calme. La contracture tend à dimi-nuer partiellement.

Le 25, infiltration inflammatoire de toute la partie externe de la cuisse, rougeur, œdème, douleur. Dans la nuit, le malade s'est levé à plusieurs reprises avec des cris. Au matin la connaissance est partiellement reve-nue ; malgré une prostration encore profonde, nous pouvons obtenir des réponses aux questions posées. La température s'abaisse (37°5, 38°8) et surtout le pouls (94, 98). La contracture n'est plus que très modérée. Pas de myalgie ; mais hypoesthésie très accusée. Incontinence persiste. Langue rôtie. Pas de vomissements. Congestion aux bases.

Le 26, réaction énorme. Fluctuation au niveau de l'abcès qui occupe le tiers de toute la partie externe de la cuisse. La température tombe à 37°6 et 36°6. Contractures très légères. Langue meilleure.

Le 27, température 36°4 et 37°4. Amélioration progressive. Le malade maintenant parle bien, les contractures ont disparu. L'incontinence des

urines n'est plus continuelle, elles sont normales, non albumineuses. Fortes douleurs dans le dos.

Le 28, incision de l'abcès de fixation. Il s'écoule environ 150 grammes
de pus épais, sentant très légèrement la térébenthine et contenant de
nombreux lambeaux cellulaires sphacélés.

L'examen microscopique y décèle une grande quantité de leucocytes
fortement altérés ; point d'éléments microbiens.

Les cultures sur gélose et sérum que nous avons pratiquées sont restées stériles.

L'état général continue à être excellent, si bien qu'on n'établit pas
d'abcès de remplacement. Température à 36º6 et 36º8. Pouls à 78 et 80.
Plus de contracture, mais toujours hypoesthésie, surtout des membres
inférieurs. Grosse eschare sacrée. Incontinence intermittente des urines ;
l'alimentation est satisfaisante ; il existe encore un peu de congestion à
la base gauche.

Le 29, le malade retombe dans la torpeur et ne répond plus à nos
questions réitérées ; signe de Kernig. Contracture des quatre membres,
raideur de la nuque. Subdélire pendant la nuit. *Nouvel abcès de fixation* (1 centimètre cube d'essence de térébenthine) à la cuisse gauche.

Le 30, grosse réaction de l'abcès provoqué. Contractures insigni-
fiantes. Sommeil tranquille et retour de la connaissance. Néanmoins la
température reste encore à 37º8 et 38º. Râles crépitants fins aux deux
bases.

1er et 2 juin. Amélioration progressive. Défervescence. Plus de contracture ni d'incontinence.

Le 3, incision du deuxième abcès, environ 200 grammes de pus couleur chocolat. L'examen microscopique y décèle de nombreux globules
blancs dégénérés, pas de globules rouges, absence complète de tout élément microbien ; les cultures sur gélose et sérum sont restées stériles.
Le malade se sent très bien, commence à manger.

Le 4, état toujours satisfaisant. Convalescence. Guérison complète de
l'abcès incisé et vidé le 28 mai, sans lavage ni drainage consécutif.

Le 7, le malade a un appétit extrême, il déclare être mieux qu'il n'a
encore jamais été depuis longtemps, il se lève une heure.

Le 8, ses idées délirantes, antérieures à l'affection aiguë qu'il vient de
subir, le reprennent. Il se plaint de tout le monde, déclare qu'on veut

l'empoisonner, le jeter par une fenêtre. En dehors de cet état cérébral déjà ancien, rien à signaler. Très bon état général. On a enlevé tout pansement; le malade se lève une partie de la journée.

Le 10, en dehors de l'état mental, de la mélancolie, antérieure à l'affection qu'il vient de subir et qui persiste entière, on peut considérer la guérison comme complète.

Cette observation a la précision d'une expérience. L'amélioration très considérable qui apparaît au fur et à mesure de la production de l'abcès ; la rechute qui se produit aussitôt après l'incision du premier; la cessation de tous les phénomènes alarmants sous l'influence d'un deuxième abcès de fixation : voilà autant de facteurs qui nous démontrent d'une façon absolue le rôle salutaire qu'ils ont joué dans ce cas particulier.

Observation XXXV (Personnelle).

(Récueillie dans le Service de M. le Prof. Arnozan.)

Congestion pulmonaire droite. Phénomènes cérébraux graves. Deux abcès de fixation. Guérison.

Pierre C..., quarante ans, charpentier, entre à la salle 14 dans la nuit du 23 juin. Il est conduit par la police qui l'a recueilli sans connaissance dans la rue. Torpeur très profonde; les mouvements imprimés au membre supérieur droit sont un peu douloureux. Pas de vomissements, langue très saburrale. Incontinence des urines et des matières. Les urines recueillies à la sonde ne contiennent rien d'anormal. Congestion pulmonaire droite. Température 36°8 et 38°.

Le 25, torpeur toujours absolue, langue sèche, fuliginosités aux lèvres et sur le pharynx, pas de diarrhée. L'incontinence des matières et des urines persiste toujours. Tendance au ptosis du côté droit. Contracture des membres supérieurs, un peu de raideur de la nuque et des muscles du dos. Contraction idio-musculaire. Signe de Kernig. Anesthésie absolue de tous les membres et du tronc. Perte complète des réflexes rotuliens, testiculaire, abdominal. Réflexes plantaires très diminués. Réflexes pupillaires conservés. Myalgie. Température 39o4. Pouls 130. Secousses musculaires au niveau des membres.

On pense à une méningite cérébro-spinale. Glace, quinine. La ponction lombaire n'est pas pratiquée.

Le 27, même état, légère chute de la température. Nous pratiquons une injection de 1 centimètre cube d'essence de térébenthine à la cuisse droite.

Le 28, aucune réaction. Nouvelle injection de 1 centimètre cube à la cuisse gauche. Température 37o et 38o4.

Le 29, légère réaction au niveau du côté gauche, rien à droite. Température 37o2 et 38o6. On constate l'existence d'une hémiparésie très accusée. Le malade comprend bien ce qu'on lui demande et répond très convenablement aux questions posées.

Les jours suivants, amélioration rapide de l'état général, diminution progressive de l'hémiparésie.

Le 5 juillet, au huitième jour, incision du deuxième abcès qui a très fortement réagi. Pus crémeux, bien lié, sans grumeaux, sentant fortement la térébenthine. Les cultures en restent stériles.

Malgré son pansement, le malade commence à se lever et à marcher, tout en traînant encore la jambe droite. Disparition de la température. Les réflexes ont reparu normaux, ainsi que la tonicité naturelle des sphincters. Plus rien aux poumons.

Le 6, le malade se plaint d'éprouver un peu de douleur au niveau de la première piqûre qui n'avait jusqu'alors provoqué aucune réaction.

Les 7 et 8, réaction de plus en plus vive à ce niveau. Etat général excellent.

Le 12, incision du premier abcès à réaction si tardive. Très grande abondance de pus un peu strié de sang, stérile. L'hémiparésie a entièrement disparu.

Le 15, quitte l'hôpital rétabli.

Indépendamment de l'action si manifestement bienfaisante des abcès de fixation dans le cas particulier, cette observation est intéressante, du fait de la réaction si tardive du premier abcès provoqué. Il semble que le développement du second, établi à une époque où l'organisme commençait à pouvoir faire les frais d'une suppuration, ait tout à fait annihilé l'action de la première injection.

La réaction du premier abcès n'est devenue possible qu'après l'évacuation complète du second foyer provoqué. C'est là un fait qui nous représente expérimentalement, en quelque sorte, l'influence considérable de la pyogénèse artificielle sur un foyer à tendance suppurative quelconque. Du même coup on voit la nécessité qu'il peut y avoir à répéter les injections de térébenthine jusqu'à ce que l'affection à combattre soit définitivement jugulée, sinon on s'exposerait à un retour offensif du mal, sitôt faite l'incision du foyer provoqué.

Dans le cas particulier, si le premier abcès de fixation n'avait alors réagi, on peut très bien penser que l'effort congestif ou suppuratif se soit à nouveau porté sur le poumon ou le cerveau, au grand détriment de notre malade.

Un deuxième fait très intéressant à relever ici, ce sont les données fournies par l'examen du sang pratiqué au cours de l'affection.

Nous verrons plus loin qu'on a voulu expliquer par l'hyperleucocytose produite le mode d'action des abcès de fixation. Ici on ne saurait l'invoquer.

Notre excellent ami le docteur L. Muratet a bien voulu examiner le sang de notre malade et voici les résultats qu'il nous a communiqués.

Le 27 juin, le malade étant à jeun, demi-heure avant l'injection térébenthinée, on avait :

Hémoglobine	96 %
Globules rouges	5.249.330 par mmc.
Globules blancs	14.260 —
Lymphocytes	22,35 %
Polynucléés neutrophiles	74,68
Polynucléés éosinophiles	0,89
Mononucléés	1,18
Formes de transition	0,89

Le 5 juillet, dans les mêmes conditions que la première fois et en pleine période de réaction, on avait :

Hémoglobine.............................. 94 %
Globules rouges............... 4.929.000 par mmc.
Globules blancs................ 8.680 —
Lymphocytes............................ 9,10 %
Polynucléés neutrophiles.................. 84,08
Polynucléés éosinophiles... 1,81
Mononucléés 5

La différence est flagrante, l'abcès de fixation a été loin de provoquer ici cette hyperleucocytose qu'à tort, semble-t-il, voulaient obtenir les premiers expérimentateurs.

OBSERVATION XXXVI (Personnelle).

(Recueillie dans le Service de M. le Prof. Arnozan.)

Fièvres paludéennes. Abcès consécutif aux injections de quinine. Guérison.

François D..., quinze ans, marin, entre le 7 novembre 1901, salle 14, lit 4. Il se plaint de faiblesse générale et présente une anémie intense, consécutive à des accès de fièvre, dont le début date de quinze jours.

Tous ses parents sont en bonne santé; lui-même n'a jamais été malade jusqu'à ces temps derniers. Après avoir travaillé dans une usine de charpente, il s'embarque comme mousse sur le *Saint-Joseph*, il y a deux mois et demi. Le navire allait au Sénégal; aussi, dès l'arrivée à Ténériffe, de la quinine est distribuée à l'équipage. Notre petit malade en a pris quotidiennement durant deux mois et dix jours, jusqu'au moment de sa venue à la salle 14. Il en ignore les doses. Il n'a jamais bu que de l'eau douce filtrée prise en France et à Dakar. Mais il se plaint de la grande quantité de mouches qui l'assaillaient durant le jour et des nombreux moustiques qui, attirés par le fanal, le harcelaient sitôt la nuit venue. Il n'avait pas de moustiquaire, mais néanmoins il dormait assez bien en se préservant tant bien que mal le visage et les mains.

Le séjour au Sénégal ne produisit chez notre marin aucun trouble d'aucune sorte. C'est seulement le lendemain de son départ de Kayes, durant la descente du fleuve Sénégal, que se produisit l'accès, point de départ de l'affection actuelle.

Bien portant le matin, il est pris brusquement, à trois heures de l'après-midi, de violents frissons, il grelotte des pieds à la tête, claque des dents et se voit obligé de s'aliter au plus tôt. Au bout d'un quart d'heure, la chaleur revient et bientôt apparaissent des sueurs profuses s'accompagnant de sensation de mieux. L'accès n'a pas une durée de plus de une heure et demie, mais il laisse à sa suite un accablement profond, une lassitude telle que notre petit malade ne peut plus quitter son lit, ses jambes lui refusent tout service. Notons également des vomissements alimentaires ou bilieux, jamais sanglants.

La lassitude s'accompagna d'une décoloration rapide des téguments et des muqueuses qui a persisté depuis.

Il n'y eut jamais d'ictère ni d'hémorragies d'aucune sorte.

Durant toute la période de retour, il n'y a pas eu de nouvel accès, mais la fatigue et l'état anémique persistaient, quoique avec une amélioration progressive à mesure qu'on s'éloignait du Sénégal. La médication quinique était continuée à raison de deux paquets par jour.

Au moment de son entrée salle 14, notre jeune marin est encore très pâle, téguments et muqueuses paraissent exsangues. La marche peu prolongée est devenue possible. La température est 36°4 le matin, 36°2 le soir. La langue est humide, un peu saburrale; l'appétit commence à revenir, le malade mange avec plaisir; pas de nausées, ni diarrhée ni constipation.

Le foie ne déborde pas les fausses côtes et n'est point douloureux à la palpation; il ne paraît pas augmenté de volume. Par contre, la rate, qui a été sensible pendant deux à trois jours après l'accès, se délimite à la percussion sur une étendue égale à la paume de la main.

Le pouls, un peu petit, bat à 110. Dans la région apexienne, on entend un souffle mésosystolique qui ne se propage pas et se modifie avec les changements de position. Souffles vasculaires au niveau du cou. Rien du côté des poumons ni du système nerveux. Les urines sont chargées, mais sans éléments anormaux.

En raison de la gravité de l'épidémie, on fait aussitôt usage des injections sous-cutanées de quinine en vue de prévenir un retour offensif du mal (deux autres malades arrivant aussi de Kayes étaient tombés étant dans la salle dans un état comateux, dont nulle médication antipaludéenne n'avait pu avoir raison.) Malgré cela, cinq jours après, grave accès avec température à 39°6 et 39°8, tuméfaction du foie et de la rate, état typhoïde. On fait absorber jusqu'à 1 gr. 20 de quinine en injection et 0,50 centigrammes en cachets. Le lendemain, la température n'est plus qu'à 38°2 et 38° ; le pouls à 102.

Mais le 14, la température s'élève à nouveau à 39°8, le pouls à 128. Ce fut le dernier accès grave ; ceux observés encore les 20, 21. 23, 25 ne furent qu'ébauchés. On ne put découvrir des hématozoaires dans le sang qu'une seule fois ; c'est au moment de l'accès du 14 novembre. Ce même 14, le malade se plaignit pour la première fois de douleurs violentes au niveau des cuisses où avaient été pratiquées les injections de quinine. Il y existait, en effet, une tuméfaction chaude, rouge et douloureuse, qui fut traitée par des pansements humides.

Est-ce une simple coïncidence ? Le lendemain la température, qui les trois jours précédents avait oscillé entre 39°8 et 38°1, tomba à 37° et 37°4 et s'y maintint durant cinq jours.

Le phlegmon quinique est incisé le 23 novembre, il s'en écoule une petite quantité de pus (40 grammes) mi-séreux, mi-grumeleux, mal lié.

L'examen que nous avons fait nous a permis d'y déceler une grande quantité de gros bacilles franchement coupés, revêtant par place l'aspect de strepto-bacilles.

L'affection, à ce moment d'ailleurs, était entièrement jugulée ; la température, qui deux et trois jours avant s'était encore élevée à 39°, s'abaissa définitivement. La convalescence fut complète, quatre jours après son incision, le phlegmon quinique était totalement guéri.

OBSERVATION XXXVII (Personnelle).

(Recueillie dans le Service de M. le Prof. Arnozan.)

Fièvres paludéennes. Abcès stérile consécutif à des injections sous-cutanées de quinine. Guérison.

François G..., dix-neuf ans, marin, entre le 7 novembre 1901, salle 14, lit 26, pour fatigue, anémie et fièvre continuelle survenue à la suite d'un accès datant déjà de trois semaines.

Père et mère bien portants, deux frères en bonne santé.

N'a jamais été malade jusqu'au moment où a débuté l'affection actuelle. Après avoir voyagé sur les côtes de l'Atlantique, il s'embarque pour le Sénégal le 5 août dernier. Dès l'arrivée à Ténériffe, il commence un traitement préventif de la malaria consistant en ingestion quotidienne de 1 gramme environ de quinine. Avant d'arriver au Sénégal, il ne buvait que de l'eau filtrée, mais dès l'arrivée à Saint-Louis il absorba durant plusieurs jours de l'eau quelque peu vaseuse et n'ayant subi aucune préparation ; c'était environ une dizaine de jours avant le début de l'affection actuelle. Notons que pendant qu'il remontait le fleuve Sénégal des nuées de mouches et de moustiques firent leur apparition. L'équipage n'avait point de moustiquaires et bien des nuits durent se passer sans sommeil. Le moustique piquait en position verticale, perpendiculairement placé par rapport à la peau ; sa piqûre entraînait une sorte de plaque d'urticaire capable de rester douloureuse quatre et cinq jours.

L'accès initial a débuté par des vomissements alimentaires, des maux de tête, un frisson des plus violents. C'était au milieu d'octobre, le malade ne peut nous préciser la date. La période de frissons dura à peine demi-heure, suivie de suffocation et de sueurs profuses. Celles-ci n'amenèrent qu'un bien-être très relatif : céphalée, vomissements persistèrent et nécessitèrent le séjour au lit. Deuxième accès au bout de trois jours, accompagné d'hématuries qui ne se reproduisirent pas. Les accès de fièvre se montrent à nouveau jusqu'à l'entrée salle 14.

A ce moment, lassitude extrême, marche impossible. Anémie profonde, muqueuse et téguments décolorés. Langue humide, mais saburrale ; anorexie presque absolue, pas de vomissements, ni diarrhée, ni constipation.

La rate mesure 10 centimètres sur une ligne verticale passant un peu en avant de la ligne axillaire, pas douloureuse ; le foie déborde un peu les fausses côtes. Rien au cœur, ni aux poumons.

Un peu de somnolence, mais pas de délire.

Le sang examiné a révélé la présence de quelques corps sphériques.

Le 7, 38º2 le soir. Injection de 0,60 centigrammes de quinine.

Le 8, 39º le matin, 37º4 le soir. 0,80 centigrammes de quinine en injections sous-cutanées.

9, 10. Amélioration considérable, les téguments se recolorent, l'appétit revient, plus d'accès, plus de température. 0,80 centigrammes de quinine par jour en injection.

Le 12, petite poussée légère sans conséquence.

Le 13, accès dans la nuit avec frissons prolongés; le lendemain matin 39°4, le soir 39°3. 1 gramme de quinine en injection; 0,50 centigrammes en injection.

Le 14, même état fébrile (39°4), même traitement ; rate volumineuse et douloureuse, céphalée.

Le 16, défervescence. Polyurie critique.

Le 22, le malade accuse de la douleur au niveau de la partie extrême et supérieure de la cuisse gauche, point où l'on a pratiqué de nombreuses piqûres. Peu à peu les signes d'un phlegmon se précisent mais sans grande réaction, l'évolution en est très lente.

Le 9, la fluctuation était apparue déjà depuis plusieurs jours. Incision. Nous retirons une trentaine de grammes d'un pus très fluide, légèrement grumeleux, sanguinolent. L'examen direct n'a permis d'y déceler aucun micro-organisme. Les globules blancs plongés dans des amas fibrineux paraissaient fortement altérés, porteurs de petits éléments réfringents rappelant des globules graisseux. Les cultures que nous avons faites chez M. le Prof. Ferré sur gélatine et gélose sont restées stériles.

Le 15, le malade quitte l'hôpital. L'incision est cicatrisée. La rate est encore percutable, le teint un peu terreux ; mais l'appétit est excellent, les forces reviennent, les accès ont totalement disparu.

Au sujet des observations qui précèdent, on peut se demander quelle est la cause des réactions locales observées à la suite des injections médicamenteuses ?

C'est une question générale qui se pose. Elle se posera aussi pour expliquer les abcès consécutifs aux injections de caféine, d'éther, que nous relatons plus loin.

Pourquoi tel pneumonique réagit-il et non tel autre à une piqûre médicamenteuse ?

Pourquoi parmi sept paludéens que nous avons traités en même temps par les mêmes injections de quinine, deux seulement ont-ils eu des abcès dont un aseptique ?

Il est certain qu'une irritation régionale ne suffit pas à tout expliquer, il faut compter encore avec un état de prédisposition générale dont l'essence même nous échappe. Il existerait chez eux comme une « véritable diathèse de fixation ».

Nous reviendrons dans le chapitre de la pathogénie sur ces intéressantes questions.

OBSERVATION XXXVIII (Inédite).

(Communiquée par M. le Prof. agrégé Andérodias.)

Infection puerpérale grave. Deux abcès de fixation. Amélioration passagère.

Femme de vingt-deux ans, journalière, entre à la Clinique d'accouchements le 4 août, à six heures et demie du soir, venant de Villandraut.

C'est sa deuxième grossesse ; la première, à terme en 1899, nécessite une application de forceps. Enfant mort-né.

La malade, enceinte de neuf mois, arrive fortement infectée, ayant subi sept applications de forceps à Villandraut. On fait une application au détroit supérieur. Enfant vivant qui meurt peu de temps après. Délivrance artificielle immédiatement après l'accouchement.

Le 8 août, curettage utérin, injection d'eau oxygénée à 10 volumes (800 grammes), mèche de gaze iodoformée. Injection sous-cutanée de 500 grammes de sérum artificiel. Soir, température 40°.

9 août, matin 39°. On enlève la mèche de gaze iodoformée et on constate un écoulement de liquide louche, citrin, venant de la cavité utérine. Longue injection vaginale au cyanure. Injection intra-utérine de dix litres d'eau bouillie. Ecouvillonnage des plaies vaginales à la glycérine créosotée.

Injections de 0,30 centigrammes de chlorhydrate de quinine, 500 centimètres cubes de sérum. On constate la présence d'une petite fistule recto-vaginale. Le soir, injection vaginale et injection utérine de dix litres d'eau bouillie. 500 centimètres cubes de sérum artificiel. Température 37°. Le soir, à huit heures, violent frisson ; température 39°.

10 août. Température du matin 37°. Vomissements pendant la nuit. Dyspnée assez marquée. A beaucoup toussé. Injections vaginales chaudes ; attouchements des plaies vaginales à la glycérine créosotée. Urines

ne contiennent pas d'albumine. Pas de pertes. Se plaint de douleurs siégeant au creux épigastrique. Le ventre n'est pas douloureux, est moins météorisé. Le soir, la dyspnée semble plus marquée, la température est de 38°9, le pouls à 115 ; 500 centimètres cubes de sérum. La fistulette vésico-vaginale a disparu.

11 août. En présence du profond état d'infection de la malade, on fait une injection sous-cutanée de *1 centimètre cube d'essence de térében-thine* à la partie antérieure de la cuisse. Un bain froid. Ventouses sèches. Injections vaginales d'eau bouillie.

12 août. Dyspnée non accentuée. Température 40°3. Soir 37°2. Injections vaginales d'eau bouillie. Ventouses sèches. Constipation.

14 août. Même état; le soir, hypothermie 36°; 0,65 centigrammes de digitale.

15 août. L'induration provoquée par l'injection de térébenthine paraît diminuer.

16. Bain.

17. On supprime la digitale ; menaces d'endocardite, un sachet de glace sur la région précordiale.

18, 19, 20, 21. Même traitement. Etat général bon.

22. On incise l'abcès de fixation, 150-200 grammes de pus, mauvaise odeur. *On établit un deuxième abcès de fixation* à la cuisse gauche.

26. Ce dernier, qui a réagi beaucoup mieux que le premier, est incisé le 26. Pus bien lié.

27, 28, 29. Même état. Après leur ouverture, les abcès n'ont plus donné de pus.

1er, 2, 3 septembre. Frisson violent tous les soirs, suivi d'une très forte hypothermie.

3. Dyspnée très accentuée. Violent point de côté, hypothermie très marquée. Souffle, matité, râles crépitants au poumon gauche.

4. Les signes sthétoscopiques de la veille ont disparu. Obscurité légère. Submatité. Respiration soufflante (caféine, champagne).

5. Au niveau de la fesse droite s'ouvre spontanément un abcès. Il s'en écoule un verre de pus environ. Pas de frisson. Vomissements.

7. Poumon gauche respire mieux. Léger œdème de la paroi thoracique. Frissons. Vomissements. Les abcès de fixation sont en voie de guérison,

8, 9. Pas de frissons.

10. Frisson violent le matin.

11. Ouverture d'un abcès spontané de la fesse droite. Pus fétide et mal lié.

12, 13. Un frisson chaque jour.

14. Pas de frissons. Vomissements.

16, 17. Dyspnée très accentuée.

19, 22. Amélioration. ·

27. Forte aggravation. M. Rondot voit la malade le 5 octobre et après deux ponctions blanches porte le diagnostic de spléno-pneumonie. Le soir, violent point de côté, dyspnée assez marquée; ventouses; 20 centimètres cubes de sérum de Marmoreck. Température 38°.

6 octobre. Température 36°4 le matin; 20 centimètres cubes de sérum de Marmoreck.

7 octobre. Température 36°4 le matin ; 20 centimètres cubes de sérum de Marmoreck.

8 octobre (six heures du soir). Violent frisson. La dyspnée se modifiant, on pense à une collection purulente intra-lobaire. Le poumon droit reste sain. Glace sur région précordiale. Oxygène. Sérum de Marmoreck.

10 octobre, Mort à quatre heures du matin.

Autopsie : pleurésie purulente.

En résumé :

Etablissement d'un abcès de fixation au cours d'un véritable état septicémique ; réaction du premier abcès lente à se produire, témoignant ainsi d'un état des plus fâcheux ; réaction beaucoup plus vive du deuxième, attestant un retour manifeste de vitalité dans cet organisme si profondément atteint. Ce mieux se traduit encore par une franche amélioration de l'état général. On s'en autorise pour suspendre une méthode jusque là des plus heureuses dans ses effets. Mais aussitôt, les localisations purulentes jusque là enrayées, dérivées par les abcès de fixation, se manifestent un peu partout. Ce sont des abcès spontanés des fesses, c'est une localisation purulente au niveau de la plèvre.

On peut penser qu'un emploi plus prolongé de la méthode

eût permis d'éviter tous ces accidents auxquels a succombé la malade. L'amélioration première aurait abouti à une guérison complète, grâce à de nouveaux abcès provoqués.

Observation XXXIX (Inédite).

(Due à l'obligeance de M. le Dr Courtin, chirurgien de l'Hôpital des Enfants.)

Mastoïdite suivie d'accès septicémiques graves durant trente jours Guérison rapide et définitive par un abcès de fixation.

Marie-Louise D..., six ans, entre le 23 mai 1902, à l'Hôpital des Enfants; elle présente un point douloureux au niveau de l'apophyse mastoïde gauche. Le seul antécédent intéressant est une rougeole survenue il y a deux mois et suivie d'une otite catarrhale gauche.

Au moment de son entrée à l'hôpital, région mastoïdienne gauche un peu œdématiée; empâtement profond et point douloureux au sommet de l'apophyse mastoïde. Etat général grave; la température atteint 41°. Opération d'urgence le 24 mai : Trépanation de la mastoïde, il s'échappe un 1/2 centimètre cube environ de pus phlegmoneux à odeur fétide. Curettage de la mastoïde qui est multicloisonnée. Drainage et pansement humide.

Le lendemain, la température tombe à 37°2; 38°4 le soir.

Le 26, ablation de la mèche, il s'échappe un peu de pus; on met un drain; température 37°8 et 37°6.

Le 27, température 38° et 37°8.

Progressivement, les jours suivants, elle s'abaisse à la normale.

Mais le 4 juin au soir et le 5 au matin, brusquement elle remonte à 40°. On incise à nouveau et on donne un coup de curette; il s'écoule, après ablation de parcelles osseuses, une grande quantité de pus. Le soir, la température retombe à 37°8.

A partir de ce moment, bien qu'on ait fait sauter les sutures pour faciliter l'écoulement du pus, la température prend la forme à grandes oscillations à 36°6, à 37°, 38° le matin, à 39° et jusqu'à 41°2 le soir.

Véritables *accès septicémiques* avec grand frisson précédant l'élévation de la température. Cet état septicémique avec température oscillant de 36°8 à quelquefois 41° et même jusqu'à *41°8* persiste du 4 juin au 3 juillet. Les accès n'apparaissent pas toujours à la même heure, tantôt le matin, tantôt le soir ou la nuit; leur heure est assez variable.

L'examen des divers organes n'a jamais rien dénoté d'anormal. Poumon, cœur, foie, rate, reins paraissent sains.

L'enfant est successivement traitée par des injections de quinine, par le Calaya, par le sérum de Hayem, mais ces divers traitements n'atténuent en rien la violence, ni la fréquence des accès.

Enfin, tout traitement restant jusque là inutile, le docteur Courtin se décide à pratiquer un abcès de fixation.

Le 2 juillet, la température s'était encore élevée à 40°8 au moment de l'accès.

Le 3 juillet, injection de 1 centimètre cube d'essence de térébenthine à la face externe de la cuisse droite.

Le 4 et le 5 juillet, la température est à 39° et 39°2.

Le 6, la peau devient rouge, gonflée, chaude ; en un mot grosse réaction. La température tombe à 38°.

Le 7, la température n'est plus qu'à 36°6 et 37° ; à ce moment grosse tuméfaction au niveau de l'abcès provoqué. Fluctuation. Incision et drainage. Le pus mis à cultiver est resté stérile.

Le 8, la température est à 36°4 et 36°5 ; elle ne s'est plus désormais élevée au-dessus de 37°. La convalescence s'établit et la guérison survient définitive.

Cette observation constitue la première qui ait été recueillie au sujet du traitement des accès septicémiques francs par les abcès de fixation. Fochier avait déjà indiqué l'utilité possible de sa méthode dans l'ostéomyélite et la septicémie. On voit par ce qui précède quels résultats merveilleux elle est capable de fournir dans ces cas-là. Après un échec de tous les traitements usuels, chez une enfant épuisée, en proie chaque jour depuis un mois déjà à des accès, elle provoque une défervescence brusque et définitive. De 41°, la température tombe en trois jours au-dessous de 37°, au fur et à mesure que la réaction apparaît et que le pus se forme.

Résultat des plus remarquables dont on fera bien de s'autoriser dans les cas analogues, où bien souvent jusqu'ici on ne se trouvait que trop désarmé.

PNEUMONIES ET BRONCHO-PNEUMONIES RAITÉES PAR LES ABCÈS DE FIXATION

NOMS D'AUTEURS	AFFECTIONS TRAITÉES	DEGRÉ DE GRAVITÉ AU MOMENT DES INJECTIONS	NOMBRE ET TEMPS DES INJECTIONS	RÉACTION LOCALE PRODUITE	DATE DE L'INCISION DES ABCÈS — EXAMEN DU PUS, DU SANG	RÉSULTATS OBTENUS	REMARQUES
DIEULAFOY (*Bull. Soc. Méd. Hôp. Paris*, 25 févr. 1892).	Chez femme de 47 ans. Pneumonie grippale suppurée double.	T. 40° Pouls petit 150. Respiration 38 par minute. Prostration, délire.	1 cc. d'essence de térébenthine à la racine de chaque membre. Provoque douleur très vive.	Empâtement diffus dès le lendemain, surtout aux cuisses.	Ouverture des abcès douze jours après. Pus : *Stérile*.	Amélioration progressive. Diminution de la température. Guérison.	*Succès.*
LÉPINE (*Sem. méd.*, févr. 1892).	Homme, 36 ans. Pneumonie.	T. 40°5. Pouls rapide et faible. Dyspnée (80 ! inspirat. par minute). Adynamie. Crachats purulents.	Au douzième jour : « le malade étant au plus mal » après échec de la saignée et de la digitaline, 1 cc. d'essence à chaque membre.	Réaction dès le lendemain.	Incision au bout de six jours.	Température tombe seulement après l'ouverture des phlegmons. Guérison.	« État gravissime justifiant les tentatives thérapeutiques les plus audacieuses » (Lépine). *Succès remarquable.*
BARD (*Lyon méd.*, avril 1892).	Homme, 49 ans. Pneumonie chez un athéromateux albuminurique.	Malade très affaibli. T. 39°7. Pouls petit. Dyspnée modérée, mais adynamie et prolongation anormale de la période d'état.	Au huitième jour, 3/4 de cc. d'essence de térébenthine au bras droit. Cuisson immédiate.	Rougeur et empâtement diffus le surlendemain.	Incision au bout de quatre jours. Pus sans odeur, mal lié.	Amélioration rapide. La température s'abaisse dès le soir, puis remonte le lendemain, pour s'abaisser ensuite définitivement.	*Succès.* Guérison « malgré une situation grave, une adynamie profonde et une prolongation très inaccoutumée de la période d'état. »
GINGEOT (*Bull. Soc. Méd. Hôp. Paris*, avril 1892).	Homme, 29 ans. Pneumonie chez un alcoolique.	T. 40°4. Pouls 120. Délire. Diarrhée albumineuse.	1 cc. d'essence de térébenthine à la racine de chaque membre. L'injection entraîne de vives douleurs.	Réaction immédiate, surtout au bras droit du côté de la lésion.	Incisions, cinq, six et sept jours après l'injection au bras droit, puis au gauche et aux deux cuisses. 300-400 grammes de pus verdâtre sentant la térébenthine. Pas de microbes pyogènes. Quelques microbes sans caractères.	Amélioration et abaissement progressifs de la température après les injections. Guérison complète.	*Succès.* « Malgré état très alarmant ».
RAOUL (de Sergines) (*Rev. gén. clin. et thér.*, 1892).	Homme, 26 ans. Pneumonie.	T. 38°5. Pouls 120. Respiration 80 (!). Échec de tous les autres moyens. « Mort inévitable ».	Au quatrième jour de la maladie, Injection de 2 cc. d'essence : une au bras, une à la cuisse. Douleur vive.	Réaction au bout de trois jours.	Incision le neuvième jour. Pus jaune, épais, sans pneumocoques, quelques micrococques en 8 et quelques bacilles sans caractères.	Détente au bout de douze heures. Nouvelle poussée congestive, puis guérison.	*Succès.* Action concomitante de vésicatoires, ventouses, éther, caféine, digitaline, mais cas particulièrement grave. « Mort jugée inévitable ».
CHANTEMESSE (Soc. Méd. Hôp. 1892).	Homme, 80 ans. Pneumonie.	Adynamie. Œdème des jambes. Situation très grave.	1 cc. en injection à chaque membre.	Ni douleur, ni gonflement. Une seule piqûre présente un peu d'empâtement et de rougeur diffuse.	18.000 glob. blancs par mmc. avant les injections. La proportion ne varie pas après.	État général empire. Mort le lendemain des piqûres.	*Insuccès.* À noter le peu de réaction locale dans ce cas suivi de mort.
D°	Homme, 70 ans. Pneumonie du sommet.	T. 40°6, 40°2. État général gravement atteint.	1 cc. en injection à chaque membre.	Réaction le lendemain seulement et au niveau des membres supérieurs seuls.	20.000 glob. blancs par mmc. avant l'injection. Le soir de l'injection, même chose. Le lendemain, *dito*.	Mort le lendemain des piqûres.	*Insuccès.*

Noms des auteurs	Affections traitées	Degré de gravité au moment des injections	Nombre et temps des injections	Réaction locale produite	Date de l'incision des abcès — Examen du pus, du sang	Résultats obtenus	Remarques
Chantemesse (*Soc. Méd. Hôp.* 1892).	Homme, 87 ans. Pneumonie.	T. 39°8, 40°. État grave.	1 cc. à chaque membre. Provoque une douleur intense nécessitant une injection de morphine.	Le lendemain, empâtement, sans rougeur, ni chaleur.	13.000 glob. blancs avant l'injection. Le lendemain, 11.700	Mort le lendemain des piqûres.	*Insuccès.*
Do	Homme, 67 ans. Pneumonie.	T. 40°5, 38°2. Ictère. Subdélire.	Injection de 2 cc. d'essence.	Le lendemain, œdème rouge sans grande douleur.	Pas de modification dans le nombre des globules.	Mort le surlendemain des piqûres.	*Insuccès.*
Do	Homme, 79 ans. Pneumonie.	T. 39°, 40°	1 cc. en injection à chaque membre.		Pas de modifications leucocytaires.	Mort dans la nuit qui suit l'injection.	*Insuccès.*
Do	Homme, 67 ans. Pneumonie.	T. 40°. État grave.	1 cc. en injection à chaque membre.	Réaction intense surtout au bras gauche.	14.000 glob. blancs, avant l'injection. 5.000 glob. blancs, après injection. 9.000 glob. blancs, le surlendemain.	Mort le surlendemain.	*Insuccès.*
Chantemesse-Deny do	Homme, 31 ans. Pneumonie, sommet droit chez un alcoolique.	Collapsus. Délire.	Au septième jour, 1 cc. en injection à chaque membre.	Peu de réaction.		Légère amélioration de l'état général, mais de peu de durée. Mort quatre-vingts heures après.	*Insuccès.*
Renou (*Bull. Soc. Méd. des Hôp.*, 1892).	Homme, 60 ans. Pneumonie.	Cyanose. Presque sans pouls.	Au onzième jour.	Aucune réaction.		Mort deux heures après l'injection.	*Insuccès.*
Do	Homme, âgé. Pneumonie.	Hypothermie. Collapsus.	4 cc.			Mort le jour même.	*Insuccès.*
Do	Homme, 47 ans. Broncho-pneumonie.	T. 39°-39°5. Cyanose. Collapsus.	Au treizième jour, 1 cc. en injection à chaque bras.	Pas de réaction.		Mort vingt heures après.	*Insuccès*, mais dans ces trois cas, Renou reconnaît avoir agi trop tard.
Olivier (de Rouen) (*Bull. médical*, 1892).	Homme, 54 ans. Pneumonie (période d'hépatisation grise.)	T. 40°. Pouls 100. Respiration 60. Délire. Crachats purulents.	Au septième jour, 4 cc. en injection aux avant-bras et aux cuisses. Peu de douleur.	Réaction dès le lendemain. Pas d'odeur de térébenthine dans les urines.	Incision au bout de cinq jours. Matière tremblotante mêlée de sang. Leucocytose 10/50 mais pas d'examen avant les piqûres, n'est donc pas concluant. *Staphylocoques* dans le pus, mais injection faite sans les précautions d'usage.	Détente peu appréciable les premiers jours; rapide dès l'incision. À ce moment, chute de la température. Guérison.	*Succès.*

NOMS DES AUTEURS	AFFECTIONS TRAITÉES	DEGRÉ DE GRAVITÉ AU MOMENT DES INJECTIONS	NOMBRE ET TEMPS DES INJECTIONS	RÉACTION LOCALE PRODUITE	DATE DE L'INCISION DES ABCÈS EXAMEN DU PUS, DU SANG	RÉSULTATS OBTENUS	REMARQUES
Spillmann (*Rev. méd. de l'Est*, 1892).	Homme, 50 ans. Pneumonie (déjà trois pneumonies antérieures). — Dysenterie. Alcoolisme.	Pneumocoques dans les crachats; après chute de la température au huitième jour, ascension à 39°2 le onzième jour. Dyspnée, teint terreux. « État désespéré. »	4 cc. sont injectés au onzième jour. Douleur.	Réaction dès le lendemain, très tardive à la cuisse droite (20 jours).	Aucun microbe dans le pus. Pas d'hyperleucocytose.	Défervescence dès le lendemain, puis oscillations successives. Mort. A l'autopsie, excavation pulmonaire du volume d'une noix contenant du pus épais.	*Insuccès.* N'aurait eu qu'une action très passagère.
D°	Homme, 36 ans. Pneumonie.	État désespéré.	4 cc. au quinzième jour, les injections ne provoquant pas de douleur.	Réaction à peine sensible.	Pus amicrobien (autopsie). Pas d'hyperleucocytose.	Aucune amélioration. Mort trente-une heures après les injections.	*Insuccès.*
Spillmann-Greneli. (*Rev. méd. de l'Est*, 1892).	Homme, 48 ans. Broncho-pneumonie.	T. 40°5. Pouls 130. Respiration 60. Expectoration tarie. Mort imminente.	2 cc. huile térébenthine dans région deltoïdienne (cinquième jour). Puis 1 cc. cuisse.		Incision le cinquième jour. Enorme quantité de pus épais.	Ont grandement contribué au salut du malade. Quelques heures après les injections, l'encombrement des bronches diminue, l'expectoration se fait. Cependant la température reste à 39° jusqu'à l'incision. Guérison.	*Succès.* Les injections d'éther et de caféine faites, « ont empêché de mourir pendant vingt-quatre heures et laissé aux injections de térébenthine le temps d'agir ».
Spillmann-Chrétien (*Rev. méd. de l'Est*, 1892).	Femme, 36 ans. Pneumonie consécutive à puerpéralité.	T. 40°. Pouls 120. Aspect terreux. Fin prochaine.	4 cc. d'essence, 1 cc. à chaque membre, au septième jour. Douleur très vive.			Mort le lendemain.	*Insuccès.*
Spillmann-Duffner (*Rev. méd. de l'Est*, 1892).	Femme, 58 ans. Broncho-pneumonie.	T. 39°5. Pouls 110. Respiration 44. Teint subictérique. Pas d'albuminurie.	2 cc. dans région deltoïdienne, au neuvième jour. Douleurs très vives.	Gonflement, induration, rougeur trois jours après.	Incision le quatrième jour. Peu de pus.	Amélioration considérable. La température persiste longtemps.	*Succès.*
Mossé (*Midi médical*, 1892).	Homme, 47 ans. Broncho-pneumonie.	Adynamie. Prostration. Langue sèche. Cœur mou. Pouls rapide. T. 38°8.	2 cc. sous la cuisse, au neuvième jour. Aucune douleur.	Aucune réaction.		Mort le soir même.	*Insuccès.*
D°	Homme, 59 ans. Fluxion de poitrine, ou pneumonie centrale.	Adynamie. Expectoration presque impossible.	1 cc. à la cuisse, au dixième jour. Pas de douleur. Puis deuxième et troisième piqûre de 1 cc. le lendemain.	Très légère douleur à la pression (première piqûre).		Mort.	*Insuccès.*
Franc (*Journ. de méd. de Bordeaux*).	Homme, 60 ans. Pneumonie.	Délire. Absence complète d'expectoration.	Injections d'essence au neuvième jour.	Réaction locale.	Pas de pus.	Mort le onzième jour.	*Insuccès.*

NOMS DES AUTEURS	AFFECTIONS TRAITÉES	DEGRÉ DE GRAVITÉ AU MOMENT DE L'INJECTION	NOMBRE ET TEMPS DES INJECTIONS	RÉACTION LOCALE PRODUITE	DATE DE L'INCISION DES ABCÈS EXAMEN DU PUS, OU SANG	RÉSULTATS OBTENUS	REMARQUES
FRANC *Journ. de méd. de Bordeaux).*	Femme, 67 ans. Pneumonie.	Terminaison fatale semble inévitable. T. 40°. Pouls 140. Gargouillement. Crachats purulents. Echec de caféine, éther, vésicatoire, digitale.	1 cc. d'essence à chaque membre au onzième jour.	Rougeur et douleur le soir même.	Incision huit jours après. Pus crémeux abondant.	Amélioration lente mais progressive, à dater des injections.	*Succès.*
Do	Femme 65 ans. Broncho-pneumonie double.	Collapsus. Arrêt de l'expectoration.	Injection d'essence de térébenthine au dixième jour.			Mort le surlendemain	*Insuccès.*
REVILLIOD *ev. méd. de la Suisse Romande, 1892).*	Femme, 45 ans. Pneumonie grippale.	T. 38°8. Adynamie. Pas de crachats. Somnolence, teint ictérique. Délire. Râle trachéal. Pneumocoques et streptocoques.	2 cc. dans les flancs à un jour d'intervalle au huitième et neuvième jour. L'urine sent la violette.		Incision le cinquième et sixième jour. Pus amicrobien, sent la térébenthine.	Amélioration progressive. Guérison. La température s'abaisse après l'injection.	*Succès.* « Ces deux pneumoniques ont réellement échappé à l'hépatisation grise grâce à la formation de volumineuses collections purulentes écoulées par des issues convenables » (Revilliod).
Do	Homme, 33 ans. Pneumonie traînante.	Surmené, alcoolique. Misérable. Albuminurie. Delirium tremens. Anémie. Pyogénèse à craindre, car la convalescence ne se fait pas.	1/2 cc. d'essence dans région sous-claviculaire au quarante-cinquième jour de la maladie; 1 cc. cinq jours après. Très vive douleur.		Le premier abcès ouvert le septième jour est amicrobien, le deuxième n'ayant aucune tendance à s'ouvrir est incisé le trente-quatrième jour.	Amélioration. Défervescence après le premier abcès. Élévation de la température (39°) pendant quatre jours après production du deuxième.	
BERMAN (Thèse Paris, 1893)	Homme, 32 ans. Pneumonie.	T. 39°8. Pouls petit. Dyspnée. Délire. Adynamie.	Au septième jour 4 cc. à l'angle inférieur de l'omoplate.	Réaction intense.	Incision et pus au bout de deux jours.	Amélioration rapide; chute définitive de la température après l'incision.	*Succès.*
Do	Femme, 42 ans. Pneumonie du sommet d'origine grippale chez une bacillaire.	T. 39° P. 104° R. 55° Adynamie. 250 grammes d'urines.	2 cc d'essence aux cuisses.	Réaction intense.	Incision au bout de trois jours. Grumeaux purulents, *stériles.*	Amélioration dès les injections. Guérison.	*Succès.*
MERCANDINO *ax. méd. di Torino, 1892).*	Homme, 20 ans. Pneumonie.	T. 40°-41°. P. 130 Embolies consécutives à endocardite pneumococcique ? Cas désespéré.	Deux injections.		Volumineux abcès.	Chute de la fièvre le deuxième jour. Guérison.	*Succès.*
BRANTHOMME *Revue de médecine, 1896).*	Homme, 67 ans. Pneumonie grippale chez un alcoolique.	T. 40°. Délire. Eschare sacrée. Congestion du deuxième poumon. Passage à l'hépatisation grise.	Au onzième jour : 1 cc. au bras droit. 1 cc. 1/2 cuisse droite. 1 cc. 1/2 cuis. gauche.	Rougeur diffuse le lendemain, puis phlegmons diffus.	Pus noirâtre, gaines aponévrotiques en partie gangrénées. 350 grammes en tout	Amélioration considérable de l'état général et local; défervescence, mais quinze jours plus tard. T. 38-39°. Coma. Signes de méningite. Mort.	*Succès* de peu de durée. « Malade qu'on avait cru sauvé est mort probablement d'infection méningitique ».

NOMS DES AUTEURS	AFFECTIONS TRAITÉES	DEGRÉ DE GRAVITÉ AU MOMENT DE L'INJECTION	NOMBRE ET TEMPS DES INJECTIONS	RÉACTION LOCALE PRODUITE	DATE DE L'INCISION DES ABCÈS EXAMEN DU PUS, DU SANG	RÉSULTATS OBTENUS	REMARQUES
BRANTHOMME (*Revue de médecine*, 1896).	Femme, 73 ans. Pneumonie grippale.	État général *très mauvais*, crachats franchement purulents. T. 39. Pouls petit. Pronostic fatal.	Au onzième jour, 8 cc. (avant-bras, cuisse, jambe).		Phlegmons gangréneux avec sphacèle des aponévroses et des gaines musculaires.	Accroissement de la température le lendemain et le surlendemain de l'injection ; puis amélioration des signes locaux, de l'expectoration, de l'état général, Guérison.	*Succès.*
DUVERGEY (Soc. Anat. et Physiol. de Bordeaux, janvier 1891).	Homme, 35 ans. Broncho-pneumonie.	Faciès jaunâtre très altéré. Délire. Ictère. T. 39●4. R. 40. P. 120 petit et irrégulier. Cœur mou, défaillant. Albuminurie. Crachats rouillés contenant pneumocoques et streptocoques.	Au septième jour, 2 cc. (fesse); injection peu douloureuse.	Le lendemain, région un peu douloureuse. Œdème, empâtement. Forte réaction.	Incision au deuxième jour, pus jaune verdâtre, épais lambeaux de tissus sphacélés. Malgré l'étendue considérable de la collection purulente, cicatrisation en sept jours ; pus *stérile*. Quantité énorme de leucocytes.	Amélioration de l'état général et local Ictère, délire disparaissent ainsi que l'albuminurie. Température s'abaisse. Guérison très rapide.	*Succès.*
INFECTIONS PUERPÉRALES TRAITÉES PAR LES ABCÈS DE FIXATION							
FOCHIER (*Lyon médical*, 1891)	Infection puerpérale.	Accidents dès le surlendemain de l'accouchement. Face terreuse, traits tirés, angoisse respiratoire ; arthrite de l'épaule, de la hanche. Infection généralisée; empâtement *douloureux* du côté de l'utérus.	Au dixième jour, injection d'essence au bras et à l'hypogastre.	Abcès volumineux.	Incisé au bout de quinze jours. Pus très épais.	Bons effets, mais ultérieurement néphrite avec anurie; choroïdite. Abcès profond de la cuisse. Guérison.	*Succès.* Mais fixation insuffisante: les abcès auraient dû être répétés après l'incision, ce qui eût évité les accidents ultérieurs.
Dº	Néphrite gravidique et congestion pulmonaire intense.		Injection de térébenthine.	Production d'abcès.		Amélioration rapide, démontre l'innocuité sur les reins.	Bien vague. (Fochier lui-même hésite à mettre ce succès sur le compte de sa méthode.)
Dº	Fièvre puerpérale et ovarite suppurée.	Hyperthermie, albuminurie. Laparotomie avec ablation des annexes était discutée.	Quelques injections de térébenthine à plusieurs reprises.			Guérison.	*Succès.* Aurait évité laparotomie et ablation des annexes
Dº	Avortement.	Hyperthermie continue, délire aigu, anémie; était *exsangue*.	Quelques injections.	Abcès se forment.		La température baisse avant l'ouverture des abcès, puis délire. Guérison.	*Succès.* Dû peut-être au seul arrêt des hémorragies.
Dº	Lésions péri-utérines post-abortives.	Sans état général grave.	Quelques injections.	Abcès se forment.		La suppuration pelvienne ne fut pas entravée et il fallut donner issue par le vagin à la suppuration.	*Insuccès.*

NOMS DES AUTEURS	AFFECTIONS TRAITÉES	DEGRÉ DE GRAVITÉ AU MOMENT DE L'INJECTION	NOMBRE ET TEMPS DES INJECTIONS	RÉACTION LOCALE PRODUITE	DATE DE L'INCISION DES ABCÈS EXAMEN DU PUS, DU SANG	RÉSULTATS OBTENUS	REMARQUES
Fochier (*Lyon médical*, 1891).	Lésions péri-utérines post-abortives (deuxième observation).	Sans état général grave.	Quelques injections.	Abcès se forment.		La suppuration pelvienne ne fut pas entravée et il fallut donner issue par le vagin à la suppuration.	*Insuccès.* On peut se demander pour quelles causes dans ces deux cas l'abcès de fixation n'a pas eu d'effet comme dans Obs. II.
Thierry (Société méd. Rouen 1892).	Femme, 21 ans, Infection puerpérale (deux jours après accouchement normal).	T. 40. Pouls 106. Insomnie. Délire. Diarrhée fétide. Lochies fétides. Curettage ramène débris placenta.	1 cc. essence térébenthine à la fesse droite, puis 2 cc. quelques heures après, deux autres le lendemain.		Incision au bout de quatre jours, il s'écoule du pus durant quinze jours.	40°5 le lendemain de la première piqûre, puis guérison.	Action discutable des abcès. Le curettage a pu seul agir.
D°	Femme, 23 ans. Infection puerpérale (après accouchement normal).	40° le matin. Frissons. Lochies fétides. Délire.	Curettage. 3 cc. d'essence région trochanter, puis 1 cc. le lendemain.	Réaction.	Incision au bout de trois jours ; sang et matière purulente concrète.	Amélioration lente. Guérison.	D°
Ferrand (*Bull. Soc. scientif. et méd. de l'Ouest*, 1983).	Femme, 31 ans. Infection puerpérale (après forceps difficile et hémorr. *post-partum*.	40°. Pouls 130. Dyspnée. Ballonnement. Vomissements. Lochies normales.	Quinine puis 1 cc. d'essence de térébenthine cuisse droite, doul. vives durant sept heures.	Très intense.	Incision au bout de douze jours. Pus très épais.	Disparition rapide de la température. Guérison.	*Succès.* Observation très probante.
Pawlowicz et Zaleski (*Medycyna*, juillet 95).	Fièvre puerpérale	Etat grave. Insuccès des diverses méthodes thérapeutiques.	1 cc. le seizième jour après l'accouchement.		Incision le neuv. jour.	Température s'abaisse, puis tombe définitivement après incision de l'abcès.	*Succès.*
D°	Fièvre puerpérale		2 cc. au neuv. jour.		Incis. le sixième jour.	Guérison.	
Chambrelent (Congr. gynéc. Bx. 95).	Pelvi-péritonite (ap. avortem. de trois mois).	Tendance à la généralisation. T. 39°. Ventre douloureux. Vomissements.	Injections : chlorh. de *quinine* (sol. concent.) à la racine de la cuisse.	Violentes douleurs dès le lendemain. Abcès suppurés en sous les points d'inject.	Pas d'exam. bactér.	Amélioration sensible ; guérison en trois semaines.	*Succès.* Mais il faut tenir compte de l'action de la quinine elle-même.
D°	Manie puerpérale et légère inf. puerpérale.	Pronostic des plus graves au point de vue mental.	Deux fois par jour p. deux jours, inject. s.-c. de chlorh. de *quinine*.	Abcès au niveau des piqûres.		Amélioration très manifeste de l'état général et cérébral; guérison en trois semaines.	*Succès.*
D°	Septicémie puerpérale.	Fièvre intense, facies vultueux, langue sèche. Rien du côté des organes génitaux.	Injection sous-cut. de chlorh. de *quinine*.	Formation d'abcès.	Streptocoques dans le pus.	Amélioration. Chute de la température ; elle s'élève au bout de deux jours et cède a de nouvelles inj. de quinine.	*Succès ?* Mais action certaine de la quinine.
D°	Manie puerpérale consécut. à avortement.	Curettage n'arrête pas les phénomènes d'infection. Fièvre. Délire maniaque.	Injection sous-cut. de chlorh. de *quinine*.	Pas de réaction.		Fièvre cède ; mais état mental persiste. Dut être enfermé.	*Insuccès.*
D°	Infection puerpérale.	Accouchement depuis dix jours. Fièvre. Facies grippé.	Injections de chlorh. de *quinine*.	Aucune réaction.		Mort au bout de quelques jours.	*Insuccès.*

NOMS DES AUTEURS	AFFECTIONS TRAITÉES	DEGRÉ DE GRAVITÉ AU MOMENT DE L'INJECTION	NOMBRE ET TEMPS DES INJECTIONS	RÉACTION LOCALE PRODUITE	DATE DE L'INCISION DES ABCÈS — EXAMEN DU POS, DU SANG	RÉSULTATS OBTENUS	REMARQUES
PERRET (*L'Obstétrique*, juillet 1902).	Infection puerpérale.	Température atteint 41°5 ; pouls rapide à peine perceptible ; le sang ne contient plus que 713.000 glob. rouges.	Trois abcès de fixation à six jours d'intervalle aux deux flancs et au bras.	Peu de réaction le premier jour, assez vive le deuxième.	Ouverture spontanée du premier abcès au septième jour, du deuxième au dix-huitième jour, du troisième au onzième jour.	Amélioration progressive. Guérison.	Emploi simultané du curage digital, des injections utérines du sérum de Hayem, etc.
D°	Infection puerpérale.	T. 40°5. Infection depuis six jours. Refus d'intervention. Teint terreux, yeux excavés, langue rôtie.	Injections d'essence de térébenthine.	Aucune réaction.		Mort.	
D°	Infection puerpérale à forme septicémique. IIpare, 26 ans.	Température atteint jusqu'à 40°4. Escharres et fausses membranes sur le col et le vagin.	Trois injections successives aux flancs et au bras gauche.	Réact. assez prompte.	Incision des abcès au dix-huitième et au vingtième jour.	Abaissement brusque de température qui dépasse quelquefois 2°. Guérison progressive.	Emploi simultané de lavages intra-utérins de sérum artificiel ; curage digital et écouvillonnage.
D°	Infection puerpérale à forme septicémique. Ipare, 23 ans.	Curage digital et écouvillonnage, frissons. T. 39° à 40°4 ; fausses membranes grisâtres sur le col et le vagin.	Deux injections d'essence aux flancs.	Aucune réaction.		Mort, malgré l'hystérectomie.	
CHÉRON (Soc. Obst. de France, avril 1902).	Infection puerpérale généralisée.	Dans trois cas avec infection très virulente.	Une injection de 1 cc. au flanc ou à l'épaule.	Aucune tendance pyogène.		Mort.	
D°	Infection puerpérale généralisée.	Dans trois autres cas.	Une injection de 1 cc. au flanc ou à l'épaule.	Les abcès apparaissent le onzième jour, le treizième jour, le vingt-neuvième après le début des accidents infectieux.		La température tombe vingt-quatre heures après l'injection en même temps que l'état général s'améliore ; mais ces phénomènes étant transitoires, il fallut faire jusqu'à trois injections de térébenthine pour assurer l'apyrexie définitive.	Ces trois observations de guérisons étant survenues après échec de tous les moyens habituels (curage digital, écouvillonnages répétés, bains froids, etc.), Chéron en conclut que cette méthode est quelquefois efficace.

AFFECTIONS DIVERSES TRAITÉES PAR LES ABCÈS DE FIXATION (essence de térébenthine).

NOMS DES AUTEURS	AFFECTIONS TRAITÉES	DEGRÉ DE GRAVITÉ AU MOMENT DE L'INJECTION	NOMBRE ET TEMPS DES INJECTIONS	RÉACTION LOCALE PRODUITE	DATE DE L'INCISION DES ABCÈS — EXAMEN DU POS, DU SANG	RÉSULTATS OBTENUS	REMARQUES
CHANTEMESSE-DENY (*Bull. Soc. Méd. Hôp.* 1892).	Femme, 69 ans. Embolies pulmonaires.	Consécutives à fracture compliquée de jambe et phlébite. Femme vigoureuse.	3 cc. en injection. Douleurs très intenses durant quinze heures.	Réaction intense dès le lendemain.	Pus stérile, blanchâtre, très épais, en grande quantité.	Abaissement de la température, mais amaigrissement, abattement, collapsus, mort. — Pas d'explications satisfaisantes à l'autopsie.	*Insuccès.*
AUBEOUD (*Rev. méd. Suisse rom.* 1897).	Pseudo-méningite.		Un abcès de fixation.			Guérison. (Pas de détails).	*Succès.*

NOMS DES AUTEURS	AFFECTIONS TRAITÉES	DEGRÉ DE GRAVITÉ AU MOMENT DE L'INJECTION	NOMBRE ET TEMPS DES INJECTIONS	RÉACTION LOCALE PRODUITE	DATE DE L'INCISION DES ABCÈS EXAMEN DU PUS DU SANG	RÉSULTATS OBTENUS	REMARQUES
REVILLIOD (*Rev. méd. Suisse rom.* 1892).	Homme, 17 ans. Rhumatisme pseudo-infectieux et pleuro-pneumonie.	Etat général mauvais. Septicémie à craindre. T. 40° et au delà tous les soirs.	1 cc. au bras. Douleur.	Abcès plus gênant ue douloureux.	Un globule blanc pour 251 rouges. Incision le dix-neuvième jour.	Dès le lendemain, les souffrances du pied, de la main, le point de côté diminuent. Défervescence d'une température qui avait résisté à tout. Augmentation progressive de poids; *guérison* malgré plusieurs vomiques ultérieures.	*Succès.* L'abcès du bras avait suspendu pendant un temps le processus suppuratif; mais celui-ci a repris l'offensive d'une manière plus ou moins lente et latente à mesure que l'abcès térébenthiné, une fois vidé, marchait à la cicatrisation.
LEONI ET FARINATI (*Il Morgagni*, 1896)	Pleurésies (3 cas).		Injections intra-musculaires.			Diminution de l'abondance de l'épanchement; les effets favorables diminuent après l'ouverture des abcès.	*3 succès.*
GAUTIER (*Rev. méd. Suisse rom.* 1897).	Homme, 13 ans. Fièvre typhoïde avec aphasie prolongée.	Congestion sommet gauche, stupeur, grosse rate, diarrhée, taches rosées. Puis dyspnée toxique intense, premier. bruit du cœur très affaibli. Langue et gencives fuligineuses. Enfin ataxie, raideur de la nuque, grimaces convulsives, soubresauts, aphasie. — Incontinence des mat. et urines; pouls vide, très rapide, fuyant.	Au quinzième jour, 1 cc. d'essence à la cuisse; est à peine sentie.	Au bout de cinq jours, gonflement mollasse, mal limité, sans rougeur à la peau.	Ouverture spontanée au septième jour, écoulement de 100 grammes de liquide puriforme, jaunâtre, sentant la térébenthine. Ultérieurement, extraction de lambeaux de tissu cellulaire sphacélé. Un mois après la cicatrisation n'est pas encore complète.	Le lendemain de l'injection, la raideur de la nuque est un peu moindre; mais grimaces, nystagmus, cris, inertie profonde. Au dix-huitième jour seulement rémission matinale plus accentuée; au vingtième, eschare sacrée; au vingt-cinquième, encore 39°; le soir, stupeur; au trentième, connaissance revient un peu, et la parole au quarante-cinquième seulement. Guérison.	*Succès ?* Mais l'action de l'abcès paraît bien incertaine, « l'effet n'a été ni subit, ni frappant; mais les symptômes cérébraux, grimaces, nystagmus, raideur de la nuque, ont cédé pendant le développement de l'abcès » (GAUTIER).
Do	Femme, 22 ans. Fièvre typhoïde au cours d'un rhumatisme polyarticulaire généralisé.	Fluxions articulaires multiples, endocardite, péricardite, pleurésie; puis, délire, hallucinations, cris. — 39°-40°; grosse rate, diarrhée, taches rosées.	1 cc. d'essence.		Ouverture spontanée le sixième jour. Une cuillerée à soupe de liquide jaunâtre. Guérison en trois à quatre jours.	Pas grand changement du fait de l'abcès. Guérison au bout de deux mois.	*Succès ?*
BRANTHOMME (*Rev. de méd.* 1896).	Femme, 28 ans. Phlébite post-puerpérale.	Menaces de péritonite. Albuminurie.	Injection d'essence de térébenthine.	Phlegmons profonds.		Disparition de la fièvre après l'incision des phlegmons; mais en même temps crises d'éclampsie très graves (saignée, chloral); néphrite dura longtemps; puis guérison.	
REVILLIOD (*Rev. méd. Suisse rom.* 1892).	Méningite tuberculeuse consécutive à pleurésie.		Injection essence.	Phlegmon n'est pas arrive à suppuration.		Mort quatre jours après injection.	*Insuccès.*

NOMS DES AUTEURS	AFFECTIONS TRAITÉES	DEGRÉ DE GRAVITÉ AU MOMENT DE L'INJECTION	NOMBRE ET TEMPS DES INJECTIONS	RÉACTION LOCALE PRODUITE	DATE DE L'INCISION DES ABCÈS EXAMEN DU PUS, DU SANG	RÉSULTATS OBTENUS	REMARQUES
REVILLIOD (*Rev. méd. Suisse rom.* 1882).	Homme. Tuberculose aiguë.		1 cc. d'essence au flanc droit.	Empâtement diffus sans fluctuation.	A l'incision, que du sang.	Le lendemain de l'injection, surprise de retrouver le malade non seulement en vie, mais ayant repris connaissance, parlant, raisonnant, ne se plaignant de rien, à peine de la douleur de la piqûre Temp. a 40°3, la veille, tombe a 38°8. Nouvelle injection ; mais amélioration et rémissions ne persistèrent pas. Coma. Mort.	*Succès passager.*
DUVERGEY (*Soc. Anat. et Physiol. de Bord.*, avril 1901).	Homme, 18 ans. Fièvre typhoïde compliquée d'accidents laryngés.	Prostration à peu près complète. Constipation. Bronchite généralisée puis broncho-pneumonie ; séro-diagnostic positif. T. 41°. Pouls 120-140. Dyspnée. Bains froids. Bientôt tirage, cornage.	Deux injections successives d'essence de térébenthine.	Aucune réaction.		Mort dans un accès d'oppression deux jours après ; fausses membranes tapissaient la région sus-glottique, les cordes vocales, le ventricule et la région sous-glottique. Orifice glottique complètement obstrué.	*Insuccès.* Mais les abcès de fixation pouvaient-ils être de quelque recours dans un cas semblable.

AFFECTIONS DIVERSES TRAITÉES PAR LES ABCÈS DE FIXATION

(Provoqués par d'autres moyens que l'essence de térébenthine ; spontanés, critiques ou dus à caféine, éther, etc.)

NOMS DES AUTEURS	AFFECTIONS TRAITÉES	DEGRÉ DE GRAVITÉ AU MOMENT DE L'INJECTION	NOMBRE ET TEMPS DES INJECTIONS	RÉACTION LOCALE PRODUITE	DATE DE L'INCISION DES ABCÈS EXAMEN DU PUS, DU SANG	RÉSULTATS OBTENUS	REMARQUES
REVILLIOD (*Rev. méd. Suisse rom.* 1892).	Pleurésie purulente	Ponctionnée une fois ; on devait s'attendre à voir le pus se reformer.		Abcès de la fesse survenu spontanément.	Guérit rapidement après incision.	Le pyothorax attendu ne se reforma pas.	*Succès.*
Armand SIREDEY (*Bull. Soc. méd. Hôp.* 1892).	Homme, 28 ans. Poussée aiguë d'endocardite, dans un cas de rétrécissement mitral.	Manifestations infectieuses multiples.	Piqûres de caféine.	Réaction locale dès le lendemain.	On retire 100 grammes de pus six jours après.	Détente rapide. Disparition de la fièvre et de l'albumine.	*Succès.*
TUREL (*Dauphiné méd.* 1893).	Homme, 40 ans. Pneumonie.	Très grave ; râle trachéal. « Malade perdu ». Refroidissement des extrémités, dyspnée intense.	Injections aseptiques de caféine.		Incision au treizième jour. Pus de bonne nature. Ultérieurement rechute et deuxième abcès : pus avec gaz, sanieux, de mauvais aspect, en abondance.	Amélioration correspond les deux fois à l'apparition des abcès.	Bon effet. Malgré abcès septicémiques qui ont eu certainement leur part dans l'état fâcheux.
Do	Homme, 30 ans. Angine herpétique.	Évolution banale.	Phlegmon déterminé par traumatisme de la cuisse (contusion) concomitante à l'apparition de l'angine.			Disparition de l'état phlegmoneux de la cuisse avec l'angine ; puis réapparition coïncidant avec nouvelle poussée de l'angine ; cette fois, incision ; pus phlegmoneux.	Coïncidence curieuse.

NOMS DES AUTEURS	AFFECTIONS TRAITÉES	DEGRÉ DE GRAVITÉ AU MOMENT DE L'INJECTION	NOMBRE ET TEMPS DES INJECTIONS	RÉACTION LOCALE PRODUITE	DATE DE L'INCISION DES ABCÈS EXAMEN DU PUS, DU SANG	RÉSULTATS OBTENUS	REMARQUES
FRANC (*Jour. de méd. de Bx.* 1892).	Femme, 62 ans. Pneumonie double.	Très grave. Période de suppuration.	Injections septiques d'éther et caféine du douzième au dix-huitième jour.	Sept ou huit abcès.		*Guérison*. Les abcès furent considérés comme une ennuyeuse complication.	
NETTER (Mars 1890).	Femme, 72 ans. Pneumonie sommet.		Une injection d'éther parmi beaucoup d'autres donne	Phlegmon avec crépitation gazeuse.	Pneumocoques.	Guérison.	
DESPLATS (De Lille, 1891).	Homme. Pneumonie droite. Pleurésie et péricardite suppurées.		Injection de caféine, donne par hasard	Le lendemain un phlegmon circonscrit.	Incisé au bout de dix jours, contient des pneumocoques.	Mort.	
GUINON ET BUREAU (Soc. méd. Hôp. 1896).	Homme, 50 ans. Pneumonie.	Collapsus, puis pleurésie purulente à pneumocoques.	Injection caféine.	Abcès au bout de quinze jours en même temps que pleurésie purulente.	Pneumocoques purs.	Empyème avec résection costale. Guérison.	Certainement aucune action, la pleurésie purulente ayant fait une dérivation de fixation autrement active.
Do	Homme, 52 ans. Pneum. double; pleurésie purul. à pneumocoques.	T. 39°. Pouls petit. Langue rôtie.	Injection caféine.	Abcès.	Incision au vingtième jour, pus verdâtre et sanguinolent. Pneumocoques.	Empyème avec résection costale. Guérison.	Do
REVILLIOD (*Rev. méd. Suisse rom.* 1892).	Homme, 71 ans. Broncho - pneumonie double.	Respiration 48. Pouls imperceptible T. 39°. Tendance à l'algidité; ne tousse ni ne crache. Œdème des extrémités. Vomissements, diarrhée incoercible, incontin. d'urine et des matières.		Spontanément, phlegmon de la partie latérale et supérieure du cou.	Incision.	A mesure que se formait le phlegmon amélioration de l'état général. Guérison.	
Do	Homme, 32 ans. Pneumonie droite.	T. 40. Ataxo-adynamie; délire, sueurs froides, langue sèche.	On hésitait à faire un abcès térébenthiné.	Spontanément, vive douleur au mollet droit, tuméfaction phlegmoneuse; véritable abcès de fixation.	Ne fut pas incisé. Résorption.	En même temps amélioration inespérée.	*Succès.* « Guérison de cette pneumonie en imminence d'hépatisation grise. »
NETTER ET MARIAGE (Soc. Biologie, 1898).	Fractures du bassin et des côtes. Pneumonie.			Collection purulente de l'os iliaque.	Pus renfermant exclusivement et abondamment des pneumocoques		
ZUBER (Soc. Biologie, 1896).	Homme, 76 ans. Pneumonie.	Défervescence normale au neuvième jour. Longue convalescence	Injections sous-cutanées de caféine, deux par jour pendant six jours.	Au bout d'une semaine, petites tumeurs dures, non douloureuses. Cinq abcès, volume de noisette.	Pus jaune verdâtre épais. Pneumocoque. (Examen direct, culture; inoculation à la souris). Le sang n'en contenait pas; la salive en contenait encore au bout de sept semaines.		

NOMS DES AUTEURS	AFFECTIONS TRAITÉES	DEGRÉ DE GRAVITÉ AU MOMENT DE L'INJECTION	NOMBRE ET TEMPS DES INJECTIONS	RÉACTION LOCALE PRODUITE	DATE DE L'INCISION DES ABCÈS EXAMEN DU PUS, DU SANG	RÉSULTATS OBTENUS	REMARQUES
MERKLEN (In note Zuber).	Plaie anfractueuse de jambe. Pneumonie double.				Pus de la plaie contenait pneumocoques (cultures et inoculations).		
MÉRY (Soc. Biologie, 1896).	Enfant, 9 ans. Pneumonie et pleurésie purulente à pneumocoques.		Injections de caféine.	Abcès.	Incisés au cinquantième jour, contenaient des pneumocoques (examen direct; cultures et inoculations).		
Do	Enfant, 5 ans. Angine diphtéritique et à streptocoques; puis scarlatine.		Injections de caféine.	Trois abcès.	Streptocoques.	La porte d'entrée a été la gorge; ils passent dans le sang (on y a trouvé le streptocoque pendant et après la vie), enfin dans les abcès. Les premières piqûres de caféine faites avant le passage dans le sang n'avaient rien produit. Le traumatisme *non septique* n'a été que cause occasionnelle.	
FRAIKIN (Soc. Anat. et Physiol. de Bordeaux, février 1898).	Homme, 30 ans. Broncho-pneumonie double du sommet.	Céphalalgie. Prostration. T. 40o4. Traité par bains fr. Quinine à l'intérieur, puis en injections sous-cutanées (2 gr. par j.) Eruption quinique. Amélioration de l'état général, très peu de l'état local.	Injections s-. cutan. de 2 gr. de chlorhydrate de quinine par jour.	Neuf jours après début des piqûres, temp. monte à 40o et abcès apparaissent aux points intéressés (cuisse, deux avant-bras).	Pus contenait des staphylocoques.	Température s'abaisse après incision et devient normale; Amélioration des signes physiques très vite. En trois jours, retour du murmure vésiculaire normal.	*Succès.* « Ont joué à l'égard des lésions pulmonaires le rôle dérivatif de véritables abcès de fixation, puisque trois jours après la formation de ces abcès, les lésions pulmonaires jusque là persistantes avaient complètement rétrocédé ».
GAUTIER (*Lyon médical*, 1900)	Homme, 47 ans. Pneumonie contusiv.	Alcoolique.	Chute sur une bout., atteint dans région thoracique.	Suppuration au niveau du traumatisme.	Pus riche en pneumocoques.	Guérison.	
TOUBERT (*Arch. de méd. et ph. milit.*, mars 1893).	Homme, 27 ans. Pneumonie.	Signes classiques. T. 39o6. Bon état général.	Apparition spontanée d'un phlegmon au niveau de l'avant-bras.		Incision au premier jour de défervescence. Pus strié de sang.	« La liquéfaction de l'exsudat fibrineux, traduite cliniquement par les râles humides, a coïncidé rigoureusement avec l'apparition du phlegmon »	« Argument sérieux à l'appui du traitement de Fochier. La natura medicatrix l'a réalisé spontanément ».
ROEGER (*Münch. med. Woch.*, 1900).	Homme, 55 ans. Pneumonie.		Un mois après, abcès gros comme un œuf de poule au niveau de la poignée du sternum. — Un verre de pus, deux gros abcès à l'aine gauche.		Pus contenait des pneumocoques.		

D'autres affections encore ont été traitées par les abcès de fixation térébenthinés ; mais nous ne ferons que les mentionner rapidement, car à côté des injections sous-cutanées il y eut emploi fréquent de la térébenthine à l'intérieur, et cela sort un peu de notre cadre.

Carreau (de Pointe-à-Pitre) a employé la térébenthine comme diurétique et hémostatique dans l'ictère infectieux, la fièvre bilieuse hémoglobinurique, la fièvre jaune ; il en donnait jusqu'à 60 capsules en trente-six heures ou bien il l'administrait par la voie hypodermique (vaseline, 50 grammes ; essence de térébenthine ozonisée, 10 grammes). Dans deux cas de fièvre hémoglobinurique suivis d'ailleurs de succès, il en fit jusqu'à 23 piqûres. Plusieurs abcès apparurent. Cela démontre amplement le peu de toxicité de la térébenthine.

La lecture des observations de Isidoro Pujador y Fauva conduit aux mêmes constatations. Considérant la scarlatine comme une infection streptococcique, il lui applique la méthode de Fochier reconnue utile dans cette autre streptococcie, « la fièvre puerpérale ». Des scarlatines malignes (chez des enfants de trois à six ans), de forme ataxique, en pleine période éruptive et alors que toutes les médications conseillées, y compris les bains, avaient été essayées, furent guéries par l'emploi de deux injections hypodermiques de 1 gramme d'essence de térébenthine.

Une anasarque complète par néphrite albumineuse dans la période de desquamation scarlatineuse fut guérie rapidement par le moyen des injections d'essence de térébenthine, sans autre médication ultérieure.

Il aurait ainsi traité, dit-il, plus de 120 scarlatines, dont quelques-unes étaient très graves. Toutes guérirent sans que les urines présentassent de l'albumine, et cependant les malades étaient sortis à l'air libre avant les trois semaines à compter du jour de la manifestation de la maladie.

CONCLUSIONS CLINIQUES

Un rapide coup d'œil sur les 128 observations précédentes nous permet quelques conclusions.

Pour la *pneumonie ou la broncho-pneumonie*, par exemple, nous relevons 46 cas traités par les abcès de fixation, et sur ce nombre 25 succès et 21 morts.

Une telle statistique *a priori* semble fâcheuse ; mais il ne faut pas perdre de vue les conditions où elle se trouve établie. Il ne s'agit pas ici, en effet, d'une thérapéutique systématique, employée par principe dans les pneumonies de toute gravité. Tout cas d'intensité moyenne est éliminé et le traitement n'a jamais été appliqué qu'à des cas excessivement graves, parfois même désespérés. Quelques malades, de l'aveu des médecins traitants, étaient déjà des agonisants (cas de Rendu, de Chantemesse, nos Observations I, VI, etc.). On voit, dès lors, combien la statistique change ; au lieu d'être médiocres ou mauvais, les résultats que nous relevons sont des plus remarquables. Il suffit d'ailleurs de relire pour s'en convaincre les observations de Bard, de Revilliod, de Lépine, de Branthomme qui, pratiquant ses abcès, « n'espérait plus avoir à les ouvrir » ; on pourrait en citer bien d'autres encore.

Si, par contre, nous analysons les insuccès de Chantemesse, de Spillmann, de Rendu, les nôtres, nous voyons qu'il s'agit alors presque toujours de malades âgés, déjà dans un état de dépression complète au moment où la méthode est appliquée. Or, c'est précisément par la production d'une inflammation qu'agissent les abcès de fixation. Faut-il refuser toute action salutaire à la pyogénèse artificielle, si ôn ne l'emploie que chez des mourants ou des gens tellement âgés et affaiblis qu'ils ne puissent plus faire les frais d'une légère suppuration ? Ce serait demander l'irréalisable ; dans ces cas-là il n'y a qu'à s'abstenir.

Les abcès de fixation n'agissent nullement à la façon d'une

piqûre d'éther ou d'une injection de sérum; ce ne sont pas des remèdes pour des agonisants, puisqu'ils basent leur action sur la réaction même de l'organisme. Chez des malades adynamiques, sans pouls, dans le collapsus, ils ne sauraient être d'aucune utilité. C'est peut-être la raison des succès plus fréquents au cours de l'infection puerpérale. On a alors affaire à des sujets jeunes et qui par suite réagissent mieux.

Somme toute, action souvent inutile, quoique non défavorable chez les vieillards (Bard); nécessité de pratiquer les injections térébenthinées assez tôt, surtout si la pneumonie tarde à se résoudre ou menace de se transformer en hépatisation grise; utilité souvent incontestable au cas d'échec des traitements habituels : tels sont les principaux faits que nous retiendrons. Il sera sage d'y conformer sa ligne de conduite.

Les fortes douleurs souvent produites (nous avons vu que dans un cas il avait fallu recourir à la morphine), la difficulté des pansements dans la pratique urbaine et rurale font de la méthode de fixation un traitement d'exception, que l'on réservera pour les cas graves. Mais le médecin ne devra jamais le négliger; il assistera souvent, grâce à lui, à de véritables résurrections.

Dans l'*infection puerpérale*, notre statistique est autrement meilleure (17 guérisons sur 27 cas) et cependant on n'a eu recours à la méthode pyogénétique que dans des cas graves; il faut assurément tenir compte du pouvoir de réaction plus considérable des sujets relativement assez jeunes.

Ici encore, nous redirons que la méthode de Fochier, souvent très remarquable, doit rester exceptionnelle; ce n'est que lorsque les procédés ordinaires sembleront échouer, quand l'état général sera menaçant, quand on craindra l'apparition de foyers de suppuration sur des organes importants, qu'il faudra y avoir recours. La lecture de l'Observation XXXVIII nous a fait voir qu'il fallait l'appliquer alors sans faiblesse, et ne laisser de côté la térébenthine qu'une fois la maladie définitivement jugulée.

Bien d'autres affections encore ont été traitées, comme on

l'a vu, par les abcès de fixation : la *fièvre typhoïde* (7 guérisons sur 11 cas); le *rhumatisme pseudo-infectieux;* la *pleurésie;* la *tuberculose aiguë ou chronique* (4 améliorations passagères sur 7 cas); la *méningite cérébro-spinale* (2 cas, 2 succès); les *fièvres paludéennes;* l'*ictère grave;* la *scarlatine;* les *empoisonnements* par l'acide phénique, l'oxyde de carbone, le sel d'oseille (3 succès sur 3 cas).

C'est s'éloigner quelque peu du principe même de Fochier, qui n'avait en vue que les maladies aiguës capables d'aboutir à la suppuration. Nous verrons néanmoins aux chapitres Pathogénie et Expérimentation que l'usage de la pyogénèse artificielle dans quelques-unes de ces affections est absolument rationnel. Nous avons pu démontrer en effet qu'au cours de certains empoisonnements expérimentaux, il y a une véritable accumulation de poisons au niveau de la poche purulente. Il en est peut-être de même des toxines.

Il serait prématuré de porter un jugement sur la valeur de la méthode dans les diverses intoxications; il est nécessaire que les faits s'accumulent pour pouvoir porter à cet égard des conclusions définitives. La lecture de nos diverses observations a montré néanmoins que son emploi y était souvent des plus utiles et des plus encourageants.

Nous croyons que dans certains empoisonnements en particulier, on a là un sûr garant pour éviter bien des accidents ultérieurs (*voir* Obs. XXIX et XXXI).

Une dernière question clinique se pose à propos des abcès de fixation, celle de leurs *contre-indications.*

Nous avons dit plus haut leur peu de succès habituel chez les personnes âgées, ce n'est pas là à proprement parler une véritable contre-indication, et si, d'une façon générale, les vieilles gens réagissent moins vite et moins vivement à la térébenthine, elle peut cependant quelquefois leur rendre des services inespérés (*voir* Obs. V).

Plus importante est la question de la toxicité de l'essence de térébenthine.

Lauder Brunton prétend que si 15 à 30 grammes sont inof-

fensifs et ne produisent qu'une légère purgation, 1 à 6 centimètres cubes peuvent au contraire entraîner des accidents
graves, en irritant et altérant le rein. D'autant plus que
l'élimination en paraît lente. C'est ainsi que dans un cas
d'empoisonnement par la térébenthine, cité par Grapel, et
ayant entraîné des hématuries, l'urine conservait l'odeur de
violettes encore au bout de vingt-quatre jours.

Mais, d'autre part, nous avons vu que Carreau et Pujador
y Fauva n'avaient pas craint, au contraire, de l'employer à
petites doses souvent répétées, et cela même dans la scarlatine et la fièvre jaune.

La question, comme on le voit, est loin d'être tranchée.
Le mieux est de s'en tenir aux résultats cliniques obtenus
avec les seules injections d'essence de térébenthine pratiquées
selon la technique de Fochier.

Or, pour notre part, dans les nombreux cas que nous avons
observés, nous n'avons jamais remarqué aucune influence
fâcheuse produite par la térébenthine sur les reins. Ni diminution de la quantité d'urine, ni hématurie, ni production
d'albumine, ni augmentation si elle existait déjà.

Une fois, cependant (Obs. III), quatre jours après l'injection de 3 centimètres cubes d'essence de térébenthine en trois
fois, survint une anurie complète et la mort. A l'autopsie on
découvrait, indépendamment d'une grosse broncho-pneumonie, une néphrite aiguë. Nous ne pensons pas toutefois
qu'il y ait lieu d'incriminer ici l'essence de térébenthine, car,
avant toute injection, il existait déjà dans les urines de
l'albumine et des cylindres granuleux.

Par ailleurs, dans tous les autres cas, l'influence de l'essence de térébenthine sur le rein nous a paru plutôt salutaire;
témoin les Observations II, III, VIII, d'autres encore, où
l'albuminurie, abondante au moment où sont pratiqués les
abcès, disparaît sitôt que le pus apparaît en quantité suffisante. Faut-il expliquer cela par l'action générale que produit
sur l'organisme la réaction qui se montre ? Cela résulte-t-il de
l'amélioration ou de la guérison, sous cette influence, de la

pneumonie ou de toute autre affection qui a provoqué l'albuminurie ? C'est probable. Mais si l'essence de térébenthine ne paraît avoir, en injection sous-cutanée, aucune influence fâcheuse sur le rein, c'est dû sans doute aussi à ce fait qu'elle est rapidement absorbée et fragmentée par les globules blancs qui peu à peu la transforment ou bien la conservent dans leur intérieur (¹). Elle est alors éliminée au moment de l'ouverture spontanée ou provoquée de l'abcès. Témoin la forte odeur de térébenthine du pus qui s'écoule alors.

Une température élevée ne constitue pas davantage une contre-indication à l'emploi de la méthode de Fochier. Il est exceptionnel que la production du pus aseptique s'accompagne d'une poussée thermique (*voir cependant* Obs. IX). Dans la plupart des cas, c'est au contraire au moment de la réaction produite une défervescence qui apparaît (Obs. VII, XII, XXII). Quelquefois même, l'effet provoqué à cet égard est des plus remarquables (Obs. XIV, XX, XXXIV, etc.). Cela donne le droit de penser qu'il se produit au niveau du foyer purulent une élimination considérable de toxines pyréthogènes, dont la répercussion est des plus salutaires sur l'ensemble de l'organisme. Nous nous proposions de résoudre cette question en comparant expérimentalement la toxicité du pus de fixation au cours des diverses maladies infectieuses ou toxiques ; le temps nous a manqué pour tenter cette étude.

Reste une contre-indication, celle-là absolue, c'est l'œdème ou la tendance à l'œdème. Chez les vieux cardiaques, les cirrhotiques, les vieux rénaux, il y a lieu de n'user des abcès de fixation qu'avec une prudence excessive. Peut-être même est-il plus sage de s'abstenir. Car la térébenthine au sein de tissus phlogosés, mal nourris, n'ayant que trop de tendance à

(¹) Chez l'animal, nous avons pu observer des gouttelettes de térébenthine incluses dans les globules blancs quinze jours encore après la production de l'abcès.

suppurer et à s'infecter, serait capable de provoquer de véritables désastres.

En terminant ce chapitre clinique, il est nécessaire de faire ressortir combien dans toutes nos observations se trouve bien vérifié le principe que Fochier, le premier, a mis en évidence au point de vue du pronostic :

Si la réaction produite est rapide et intense, le pronostic est favorable ; si, au contraire, la térébenthine reste sans effet, l'issue est fatale à bref délai. C'est là un fait d'une grosse importance, constamment vérifié, et sur lequel il convient d'attirer toute l'attention du clinicien. Comme nous le rappelions plus haut, c'est la reproduction clinique un peu modifiée des remarquables expériences de Bouchard avec le bacille pyocyanique, au sujet de l'importance de la lésion locale dans les maladies infectieuses.

La nature, la couleur du pus obtenu ont certainement aussi une valeur clinique. Nous avons, selon les sujets et les affections traitées, recueilli des quantités de pus différentes. Il était tantôt très fluide, crémeux, ou bien tantôt grumeleux ou comme du mastic ; parfois strié de sang, entièrement sanglant, ou seulement riche en hémoglobine, comme le démontrait l'examen histologique, le plus souvent jaune clair ou jaune verdâtre.

Indépendamment du rôle manifeste que joue à cet égard l'époque de l'incision, il est clair que bien d'autres facteurs encore interviennent pour créer ces modifications dans le degré ou la nature de la purulence. Beaucoup échappent encore, et bien des points restent inconnus.

Cependant, il est manifeste que la quantité et la rapidité de production du pus sont en rapport étroit avec la force de résistance de l'organisme.

Il est probable que, selon la nature de l'infection combattue, l'aspect du pus varie aussi, plutôt verdâtre dans les pneumonies, souvent strié de sang dans la fièvre typhoïde (Obs. XV, XVII, XVIII).

Il varie également selon les substances toxiques, les éléments usés à éliminer; le pus si riche en globules rouges altérés que nous avons recueilli dans les Observations XXIX et XXXI en fait foi.

On a peu attiré l'attention jusqu'ici sur ces diverses modalités du pus des abcès de fixation. Bien des auteurs ne donnent même aucun renseignement à cet égard. C'est une lacune à combler désormais. Nous ne doutons pas, pour notre part, et nous en donnerons plus loin les raisons, qu'il n'y ait là pour un organisme défaillant et intoxiqué une voie précieuse d'élimination pour toutes sortes d'éléments étrangers (substances inertes, microbes, toxines diverses, poisons).

C'est un point qu'à propos de chaque observation le clinicien devrait s'attacher, autant que possible, à élucider.

CHAPITRE III

PATHOGÉNIE

Comment agissent les abcès dits de fixation ?

C'est ici un point particulièrement délicat à traiter. Si la majorité des cliniciens est d'accord pour reconnaître à la pyogénèse artificielle des effets thérapeutiques indiscutables, le désaccord commence lorsqu'il s'agit d'élucider son mode d'action. Autant d'auteurs, autant de théories, pourrions-nous dire, et l'esprit en arrive vraiment à se perdre au milieu d'un tel dédale.

Nous ne saurions indiquer ici toutes les idées émises sur la méthode de Fochier, nous nous contenterons de grouper les principales en quelques paragraphes ; il sera plus facile ainsi de les juger et de les discuter.

Les résultats obtenus doivent être rapportés :

1º *Aux propriétés antiseptiques, ozonisantes et stimulantes de l'essence de térébenthine.* — On a invoqué les propriétés ozonisantes, et par là même antiseptiques, de l'essence de térébenthine, pour expliquer les succès obtenus ; on a fait valoir ses effets sur l'excitabilité des systèmes nerveux, circulatoire et respiratoire et sur la température qu'elle abaisse (Rossbach). Peut-être enfin joue-t-elle un rôle analogue à l'oxyhémoglobine, en se chargeant d'ozone dans les poumons, après s'être introduite dans la circulation générale.

Ce n'est point là une explication complète, car avec des substances de nature tout à fait différente, on obtient encore les mêmes effets, à condition qu'une réaction inflammatoire se produise. Il est inutile d'insister davantage.

.2° *C'est affaire de révulsion, de dérivation, d'action subs-titutive.* — Cette opinion reproduite, dans la thèse de Guillaumont, n'est que l'application à la pyogénèse artificielle des idées que Raynaud avait brillamment soutenues dans sa thèse d'agrégation sur la révulsion en général.

L'abcès provoqué entraîne de la douleur, celle-ci réveille l'énergie de tout le système nerveux et augmente de la sorte les fonctions des organes indispensables à la vie.

Indépendamment de cela, la production d'une congestion périphérique diminue peut-être par action réflexe les congestions morbides centrales. Laveran en 1892 avait insisté sur ce point particulier. Au cours de la pneumonie, l'afflux brusque au niveau du poumon de légions de leucocytes crée un véritable danger. L'abcès de fixation suspendant cet afflux aurait donc un grand avantage.

Jacques, en 1896, revient encore sur ces faits ; pour lui, la méthode de Fochier est beaucoup plus affaire de dérivation que de révulsion. C'est le retour à la vieille doctrine des métastases, si connue et si en honneur depuis Hippocrate. La pyogénèse artificielle agirait à la façon d'une fistule anale au cours d'une tuberculose pulmonaire, d'une pneumonie arrêtant une infection puerpérale, d'une dysenterie coupant une pneumonie, d'un pemphigus mettant fin à un ancien flux hémorroïdaire [1], d'un abcès rétro-pharyngien faisant rétrocéder une broncho-pneumonie [2].

Les expériences ont été multipliées par les physiologistes pour établir cette action de la dérivation, ces métastases. Vulpian a démontré qu'un simple purgatif provoquait par afflux de sang vers l'intestin une véritable anémie cérébrale. François-Franck a fait voir qu'un révulsif énergique produisait une ischémie non seulement de l'organe voisin ou sous-

[1] Arnozan, Cours Inédit de Thérapeutique, 1901-1902.
[2] Arnozan, *Loc. cit.*

jacent, mais de tous les viscères profonds, le poumon, l'intestin, le foie et même le testicule.

Arcet enfin, établissant quatre sétons lombaires et créant un abcès artificiel en un point quelconque de l'organisme, a montré qu'aussitôt leur sécrétion diminue de moitié.

Le bloc pneumonique ne serait-il point asséché d'un excès de globules à la façon des sétons d'Arcet, du cerveau, des organes étudiés par Vulpian et François-Franck ?

C'est une explication sans doute, et des plus vraisemblables ; mais les théories suivantes tendent à pénétrer plus profondément encore dans le délicat mécanisme de la pyogénèse artificielle.

3° *Diapédèse et action phagocytaire.* — Chantemesse tenait en 1892 les propos suivants : « Dans la lutte indécise » entre l'organisme et l'élément microbien, augmenter le » nombre des leucocytes dans le sang, c'est amener de nou-» veaux combattants sur le champ de bataille pour détruire » les microbes; l'ennemi d'abord victorieux est écrasé par les » leucocytes. »

Accorder une action sur la production des leucocytes aux abcès de fixation était une explication commode. Elle avait le don de plaire à l'esprit scientifique moderne, tout imbu de phagocytose.

Mais pourquoi alors recourir aux abcès de fixation, quand la thérapeutique nous offre tant de moyens simples de provoquer de l'hyperleucocytose ou de décupler l'action phagocytaire ? Les sérums vaccinants par exemple, en dehors de leur action spécifique propre, possèdent un pouvoir bactéricide général et sont des stimulants énergiques des divers procédés de défense de l'organisme. Le vulgaire sérum de Hayem agirait dans le même sens.

Mais, en vérité, cette action des abcès provoqués sur la diapédèse et l'hyperleucocytose n'est nullement certaine; les expériences de Chantemesse et Marie, les recherches cliniques des divers auteurs *(voir tableaux synoptiques, p. 80)* paraissent avoir fait justice de cette opinion-là.

Chez les malades, tout comme par l'expérimentation, on a constaté presque toujours à la suite des injections térébenthinées une diminution des globules blancs (Obs. XXXV, *voir aussi* p. 124).

4° *Etat bactéricide du sang dû au travail des leucocytes.* — C'est une simple hypothèse ; Branthomme s'en est fait le défenseur.

« La sécrétion des globules blancs, dit-il, est préposée à la
» défense de l'organisme et elle peut dans certains cas, si
» elle existe en quantité suffisante, créer un milieu défavora-
» ble à la vitalité des microbes envahisseurs. Les abcès de
» fixation, en exagérant le nombre des leucocytes, en irritant
» les tissus d'une manière intense et en produisant un état
» réactionnel considérable, développent à un haut degré une
» sécrétion abondante des leucocytes. Un état bactéricide est
» créé, spécial probablement et ne devant pas agir sur tous
» les microbes, mais qui constitue à une ou plusieurs espèces
» d'entre eux un milieu nuisible, ou annihile leurs sécré-
» tions. »

5° *Elaboration de toxines au dehors du foyer atteint.* — Fochier s'était demandé si autour du foyer purulent ne naissent pas des substances solubles capables de vacciner tout l'organisme. Certains auteurs, partant de là, ont cherché dans le pus de l'abcès provoqué une substance capable d'empêcher le développement des microbes *in vitro* et d'immuniser les animaux auxquels elle est injectée. Il est clair que de telles expériences auraient besoin d'être reprises pour être acceptées de façon définitive. Nous verrons plus loin que le pus vulgaire possède aussi un pouvoir bactéricide propre qui n'est point négligeable.

Mais, au sujet de ces substances immunisantes, écoutons encore ici les paroles de Branthomme : « La fermentation
» alcoolique s'arrête quand une certaine quantité d'alcool est
» produite (alors qu'il y en aurait encore à produire), suffisante
» pour s'opposer au développement de ces productions dans
» un milieu qui leur est devenu contraire. L'infection de la

» pneumonie s'arrête quand l'économie est suffisamment
» pénétrée de toxines microbiennes pour qu'elle soit devenue
» un milieu inhabitable pour les microbes, vaccinée qu'elle
» est contre eux. Nous pensons qu'il y a lieu quelquefois de
» donner le temps de se produire à cette quantité de toxines
» nécessaires à l'arrêt fermentatif. C'est ce que nous croyons
» obtenir avec les abcès. Mais alors la fermentation micro-
» bienne, si elle avait continué à se passer dans le paren-
» chyme pulmonaire, aurait sans doute causé la mort par
» insuffisance pulmonaire et travail forcé du cœur, tandis
» que nous produisons la somme de toxines nécessaires à la
» mort de leurs générateurs, loin des poumons, dans une
» région où le processus fermentatif n'influence aucun organe
» important, évitant l'insuffisance pulmonaire et cardiaque. »

Nous voici amené par ces dernières paroles de Branthomme
à la grosse question qui domine tout le débat.

Fochier, guidé par de simples analogies cliniques, avait
qualifié ses abcès : abcès de fixation ; tout de suite une telle
appellation leur avait été refusée par plusieurs. Dieulafoy
constatant qu'ils étaient stériles avait employé le terme
d'abcès de dérivation. Mais peu à peu on y révint : Revilliod,
grand partisan de la méthode, accentua encore les termes de
Fochier ; dernièrement, il créait l'expression neuve d'*abcès de
dépuration* : « La saleté est à l'intérieur, disait-il, l'abcès l'en-
» lève et la rejette au dehors ». C'est un retour aux idées de
jadis sur les humeurs peccantes.

Que faut-il penser de tout cela ? Quelles sont les idées pour
ou contre la possibilité d'une fixation ? En quoi consiste au
juste celle-ci ? C'est ce qu'il nous reste à examiner dans un
dernier paragraphe.

6° *Théorie de la fixation. Migration des micro-organismes en même temps que des globules blancs vers le point nou-
vellement lésé.* — Une telle explication paraît des plus simples ; on conçoit très bien que par l'arrêt, l'enkystement des
micro-organismes charriés par le sang, disparaissent tous leurs
effets nuisibles. Plus de suppuration possible dans un organe

quelconque si les facteurs en sont attirés, retenus et progressivement détruits en un point que le médecin a créé de toutes pièces. Cela peut se produire avec le pneumocoque et le streptocoque rencontrés dans le sang au cours des infections pulmonaires ou puerpérales (Cole); cela peut se rencontrer avec le bacille typhique que récemment encore Le Pape découvrait d'une façon constante dans le courant circulatoire des dothiénentériques, et que l'on a retrouvé depuis dans des abcès provoqués (Duvergey, Obs. XVII).

Bien plus, d'après M. le Prof. Arnozan, ce ne seraient pas seulement les microbes répandus dans l'organisme qui viendraient à tout jamais périr au niveau de l'abcès provoqué ; ce seraient aussi tant de cellules usées par la lutte, hors d'état de vivre, mortes de leur victoire contre les toxines ou les éléments microbiens. Elles errent dans le torrent circulatoire d'un organisme devenu inférieur à sa tâche ; ou bien s'accumulent et encombrent les foyers inflammatoires. D'après Kiener, Baillet et Solles, elles deviennent alors plus dangereuses que des microbes et constituent de vrais foyers pestilentiels, des milieux de culture tout préparés pour l'éclosion des suppurations secondaires.

Véritable voie d'appel, l'abcès de fixation constituerait pour elles une sorte d'organe d'élimination. Doué d'un vrai pouvoir cyto-pexique, il remplacerait avec avantage un foie surmené, devenu insuffisant.

N'est-ce pas ce que nous avons vu dans les Observations XXIX et XXXI? La richesse en vieux globules rouges de l'abcès que nous avions créé semblait nous attester l'atteinte profonde des hématies et la hâte de l'organisme à se débarrasser d'éléments usés et hors d'usage au bénéfice des globules de nouvelle formation.

D'ailleurs, cette théorie de la fixation, battue en brèche dès le début, s'accorde avec tous les faits observés. Sa compréhension devient chaque jour plus large et les observations se multiplient pour en démontrer toute la vraisemblance.

Données expérimentales venant à l'appui de la théorie de la fixation.

Max Schüller, avec ses vieilles expériences classiques sur l'influence du traumatisme pour la localisation du bacille de Koch, fut un des premiers à ouvrir la voie; mais depuis, d'autres ont multiplié les expériences pour démontrer cette action toute-puissante de la lésion locale comme voie d'appel.

En 1885, Wyssokorwitz inocule des quantités assez considérables de staphylococcus aureus dans le sang du lapin sans produire chez lui aucun mal; mais quand il injecte le microbe après avoir produit une lésion·de la valvuve mitrale, à l'aide d'une sonde mince introduite par la carotide, il détermine alors une endocardite ulcéreuse dont le point de départ est l'endroit lésé.

Orth, Weichselbaum refont les mêmes essais. Netter les reprend à son tour et démontre d'une façon définitive la grosse part qui revient au traumatisme dans la pathogénie des endocardites infectieuses. Il fait même voir la forte influence qui doit être mise sur le compte des lésions anciennes, pour expliquer bien des endocardites pneumococciques.

Mais la loi est générale.

Une irritation locale mécanique ou chimique amène tout aussi bien la fixation des microbes inoculés sur tout autre point de l'organisme.

Grâce à un traumatisme péricardique, pleural, péritonéal, méningitique et même simplement cutané superficiel, Netter a obtenu des lésions correspondantes regorgeant de pneumocoques, chez des animaux auxquels il avait fait au préalable des inoculations de ce microbe.

On s'explique aisément, par ces ingénieuses expériences, le rôle considérable des prédispositions morbides locales : *Tout organe affaibli, traumatisé ou antérieurement lésé, devient une voie d'appel pour les microbes au cours des diverses infections.*

Nous pourrions citer bien d'autres recherches qui sont venues confirmer encore cette loi pathologique.

Banti et plus tard Vanni insistèrent sur le rôle du traumatisme pour expliquer les péricardites pneumococciques expérimentales; Gabbi provoqua par le même mécanisme dés arthrites pneumococciques. Tournier et Courmont sont arrivés tout dernièrement encore au même résultat.

Faut-il enfin rappeler les études de Chauveau, Rosenbach, Becker? Ils injectaient des cultures virulentes sous la peau ou dans les veines de leurs animaux de laboratoire, et voyaient suppurer les fractures qu'ils leur faisaient ensuite.

C'est en partant de ce même principe que Landerer a également établi son traitement de la tuberculose par le cinnamate de soude. La clinique n'a pas encore largement bénéficié de cette thérapeutique nouvelle; mais Landerer a pu, du moins, établir par ses expériences chez la grenouille et ses examens microscopiques, que les globules blancs chargés de baume du Pérou, principe de l'acide cinnamique, s'accu mulent au niveau des points lésés et y forment un véritable cercle d'enserrement. Ne parlons pas des déductions thérapeutiques, ne retenons que le fait expérimental.

Charrin et Carnot ont pu établir que les tissus lésés avaient cette même aptitude de fixation pour les sels de plomb.

Il résulte donc de travaux si nombreux que les microbes pyogènes, entraînés par les globules blancs à la façon de substances inertes, ont une tendance naturelle à se localiser au niveau des points lésés, qui constituent des terrains de moindre résistance.

Faits cliniques venant à l'appui de la théorie de la fixation.

La clinique confirme de point en point ces données purement expérimentales.

Il nous suffirait pour le faire voir de résumer ici ces cas

si nombreux d'abcès à pneumocoques et à streptocoques, provoqués par la quinine, l'éther, la caféine, un simple traumatisme, et survenant au cours des pneumonies, des scarlatines, des angines, etc... Nous les avons rapportées dans nos tableaux ces observations si curieuses de Turel, Netter, Zuber, Méry, Gauthier, etc., nous n'y reviendrons pas ici (*voir* p. 96 et suiv.). M. le Prof. Demons signalait récemment le cas d'un homme porteur d'une hématocèle qui devint purulente au cours d'une bronchite; dans le pus, comme dans les crachats, on découvrait également du pneumocoque. Encore ici, le rôle d'appel joué par la lésion vis-à-vis des microbes est flagrante.

On n'avait cependant jusqu'à présent reconnu cette attraction des organes lésés que pour le pneumocoque et le streptocoque.

Des communications récentes à la Société médicale des Hôpitaux viennent de combler la lacune à l'égard du bacille typhique.

Widal et Le Sourd ont pu retrouver le bacille d'Eberth dans quatre collections sous-cutanées survenues au cours d'une dothiénentérie, à la suite d'injections hypodermiques médicamenteuses.

Bien plus, Widal et Ravaut ont vu s'infecter de bacille d'Eberth, au cours d'une fièvre typhoïde, un ganglion tuberculeux sous-maxillaire, et même un kyste de l'ovaire.

De telles observations démontrent d'une façon bien certaine le rôle des plus importants que joue la lésion locale en pathologie.

Conséquences à tirer des faits précédents.

Par la connaissance antérieure des points de moindre résistance de l'organisme, le médecin peut donc prévoir l'éclosion sur tel ou tel organe d'une complication prochaine; plus facilement il peut arriver à la faire avorter.

Mais ne serait-il pas possible de le créer à volonté, ce

point de moindre résistance, de le substituer à un autre déjà existant ? Ce qui précède autorise à en prévoir les heureux résultats. On pourrait ainsi drainer, fixer les éléments microbiens et les cellules usées en suspens dans le sang ; on les empêcherait par suite de s'abattre sur un organe affaibli ou prédisposé. Ce serait là thérapeutique sage, prévoyante, à longue portée, capable d'empêcher grand nombre de complications imminentes.

Mais n'est-ce point le rôle rempli par la pyogénèse artificielle ? Que fait-elle, sinon créer cette lésion locale dont nous avons fait voir le rôle pathologique prépondérant en temps que voie d'appel ?

Nous ne voudrions pas être exclusif ; une opinion éclectique est certainement ici de mise, et la pyogénèse artificielle agit assurément de façon complexe. Bien des opinions que nous exposions au début de ce chapitre ont leur part de vérité. Mais d'après les considérations que nous venons d'émettre, on voit tout ce qu'a de large, de compréhensif, cette idée de la fixation. Bien en rapport avec toutes les constatations modernes, expérimentales et cliniques, elle n'explique pas tout ; mais elle explique beaucoup. Nous croyons, à l'encontre de Dieulafoy, qu'il y a tout lieu de conserver le terme d'*abcès de fixation* que Fochier avait consacré le premier.

Pourquoi le pus des abcès de fixation est-il stérile ? Action antiseptique locale de l'essence de térébenthine.

On objectera peut-être avec Dieulafoy et Chantemesse que la stérilité des abcès térébenthinés démontre que jamais élément microbien n'y fut attiré.

Il reste cependant bien acquis que tout traumatisme au cours d'une infection incite à se fixer les microbes en circulation. Si au lieu de térébenthine on use d'éther, de caféine, de quinine, de tout autre agent, le pus quelquefois obtenu est au contraire riche en microbes de l'affection en cours.

Cela amène à conclure que la térébenthine est la seule raison de ces divergences.

Révilliod, le premier, a émis l'hypothèse que les pneumocoques appelés par l'irritation produite sont aussitôt soumis à l'action microbicide de la térébenthine. On peut penser la même chose pour le streptocoque et les autres éléments microbiens.

Chamberland a démontré, d'ailleurs, par de multiples expériences, que son pouvoir antiseptique était loin d'être négligeable.

La seule action des vapeurs d'essence de térébenthine s'oppose totalement à la pullulation de la bactéridie charbonneuse et arrête son développement.

Une solution alcoolique de térébenthine empêche le développement de cette même bactéridie dans les très fortes proportions de 1/13.200, et c'est seulement avec la proportion de 1/24.200 que peut s'effectuer le développement du bacillus anthracis.

Cela nous donne la clé du problème, surtout si l'on songe qu'à cette action antiseptique de l'essence de térébenthine s'ajoute le pouvoir microbicide du pus lui-même.

Grawitz a fait voir, en effet, que du staphylocoque pyogenes aureus, mêlé à du pus libre de tout germe, cesse de se développer. Cependant les globules de pus sont des éléments inertes, ne pouvant par leur activité propre incorporer et digérer le microbe.

A ce pouvoir microbicide propre du pus s'ajoute, chez l'être vivant, l'action des phagocytes. Ribbert a démontré que du staphylocoque inoculé sous la peau d'un lapin disparaît en deux jours, détruit par les leucocytes les cellules fixes des divers tissus et les produits toxiques que lui-même sécrète.

Bouchard a établi que le bacille pyocyanique est détruit en vingt-huit heures au maximum au niveau de toute lésion locale, car elle constitue une véritable voie d'appel pour la phagocytose.

MM. Roger et Josué enfin ont, eux aussi, insisté sur cette action microbicide propre du pus, qui permet de ne plus retrouver que des éléments aseptiques au niveau d'un abcès provoqué avec du bacterium coli, du proteus vulgaris ou tout autre microbe.

C'est là sans doute l'explication de l'état aseptique du pus que nous avons rencontré dans nos Observations V et XXXVII.

Somme toute et pour nous résumer, l'essence de térébenthine a un double rôle : 1° elle agit d'une part à titre d'antiseptique puissant sur les microbes attirés, fixés, au niveau de la lésion locale produite; 2° par son action irritative elle décuple l'action phagocytaire locale, et par suite augmente dans une forte proportion le pouvoir microbicide du pus dont elle provoque l'apparition.

Quelques éléments microbiens peuvent exceptionnellement résister à ce double pouvoir de destruction (pus virulent des Obs. XVII, XX, etc.). Le plus généralement, ils sont détruits; leurs cadavres tout d'abord se colorent mal, comme l'a fait voir Ribbert, puis finalement ils disparaissent.

C'est la raison de tous ces examens de pus restés négatifs que nous avons signalés plus haut.

On voit que ces résultats n'infirment en rien l'action favorable, *fixatrice* de la lésion locale, non seulement pour les déchets organiques, les produits usés, mais même pour les microbes qui viennent s'y détruire.

CHAPITRE IV

ETUDE EXPÉRIMENTALE DE LA PYOGÉNÈSE ARTIFICIELLE (Physiologie thérapeutique).

« Si c'est pour l'âme du médecin
» une joie intense de pouvoir se
» rendre témoignage qu'il a guéri
» un malade, c'est pour son intelli-
» gence une satisfaction d'un raffi-
» nement exquis de pouvoir suivre
» à travers les détours labyrinthi-
» ques de notre organisme les voies
» mystérieuses qu'a suivies le re-
» mède guérisseur. »

Prof. ARNOZAN.

A) Action chez les animaux sains des injections sous-cutanées d'essence de térébenthine.

Etudier cette action en premier lieu constituait la base même de toute expérimentation ; c'était la seule façon de ne point fausser les résultats obtenus.

Et, en effet, il ressort de nos observations que les injections sous-cutanées d'essence de térébenthine sont loin d'être indifférentes à certains animaux. Il existe à cet égard une différence curieuse entre le lapin, le cobaye et le chien, seuls animaux dont nous nous sommes servi pour nos expériences. Le lapin est visiblement intoxiqué par la térébenthine; 1 centimètre cube, un 1/2 centimètre cube même suffit à produire chez lui une chute brusque de poids et un amaigrissement qui persiste de quinze à vingt jours. Nous reproduisons ci-contre *(voir Courbe I)* une courbe au moyen de laquelle on pourra juger de cette action néfaste exercée sur le lapin.

Chantemesse avait déjà constaté, en 1892, qu'on provoquait

de la sorte une élévation de température à 41°5-42°, pendant cinq à six jours. En même temps, le nombre des leucocytes contenus dans le sang *diminue*, tandis que se produit la tuméfaction inflammatoire locale. A vrai dire, nous n'avons jamais constaté, pour notre part, cette tuméfaction inflammatoire chez le lapin *sain*, et nous avons toujours été vivement frappé de la faible réaction que provoque chez cet animal l'injection sous-cutanée de substances irritantes. Ce n'est jamais du pus véritable qu'on obtient, mais seulement une sorte d'exsudat gélatiniforme, qui laisse s'échapper après discission une sérosité un peu trouble et assez pauvre en globules blancs. Ultérieurement la résorption donne naissance à un petit nodus qui disparaît rapidement.

L'essence de térébenthine n'est d'ailleurs point la seule à produire une réaction aussi peu prononcée ; il en est de même des diverses substances irritantes. C'est ainsi que les injections sous-cutanées d'acide acétique cristallisable n'ont provoqué chez nos lapins ni exsudat, ni pus, ni induration ; mais seulement un sphacèle de la peau assez limité qui ne s'est accusé qu'au bout de quinze jours à trois semaines.

L'ammoniaque à cet égard agit mieux, mais très toxique pour l'animal, elle le tue au bout de deux à cinq jours aux doses de un 1/2 centimètre cube par kilogramme. Après ce laps de temps il s'est toutefois accumulé déjà au point de l'injection une quantité énorme de sérosité louche puriforme. Associée à partie égale d'huile, l'ammoniaque perd ses propriétés toxiques, mais également son pouvoir irritant si particulier.

Nous n'avons pas utilisé d'autres substances chez nos lapins. Rappelons cependant que, d'après Dmochowski et Janowski, l'huile de croton à 1/30 ou 1/60 aurait chez eux une action pyogène manifeste ; elle déterminerait des suppurations bénignes, mais survenant relativement tard, au bout de quinze jours seulement ; observation bien en rapport avec le faible pouvoir réactionnel que nous avons noté chez ces animaux.

Le cobaye résiste bien autrement que le lapin à l'action

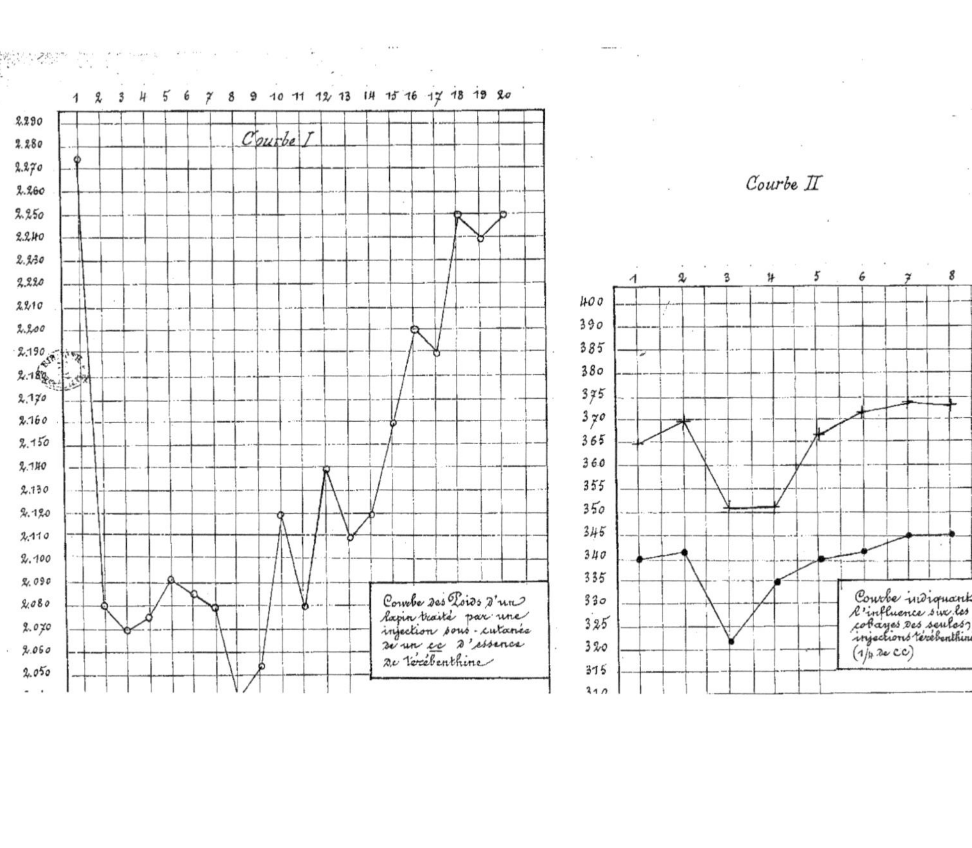

Courbe I
Courbe des Poids d'un lapin traité par une injection sous-cutanée de un cc d'essence de Térébenthine
Courbe II
Courbe indiquant l'influence sur les cobayes des seules, injections térébenthinées (1/4 de cc)

toxique de la térébenthine. L'amaigrissement chez lui est insignifiant, et en cinq jours il a repris et outrepassé même son poids primitif. De plus, la réaction inflammatoire produite est toute différente. Nous obtenons chez lui dès le deuxième jour un empâtement énorme, douloureux, qui peu à peu s'accroît si on ne vide d'un coup de ciseaux le contenu de la poche. Il faut de trois semaines à un mois pour voir disparaître toute trace d'un nodule qu'on laisse évoluer spontanément,

Ajoutons que les animaux jeunes nous ont paru réagir de façon beaucoup plus intense que les animaux ayant atteint leur complet développement.

Le chien est de beaucoup l'animal qui réagit le mieux aux injections d'essence de térébenthine ; 1 centimètre cube, un 1/2 centimètre cube même suffisent à provoquer chez lui en quelques heures une réaction énorme qui ne fait que croître et permet de recueillir au bout de quatre à six jours de 150 à 300 grammes de pus.

C'est donc le sujet de choix ; mais son prix élevé, son immobilisation difficile, la difficulté de s'en procurer nous ont obligé à avoir recours pour la plupart de nos recherches à d'autres animaux.

Grawitz en 1889 avait établi que le pus provoqué par les injections térébenthinées était stérile ; cela fut confirmé par Uskoff, Orthmann. Les divers ensemencements que nous avons pratiqués chez l'animal sain nous ont conduit aux mêmes conclusions.

B) **Action des abcès provoqués aux cours des intoxications expérimentales. Fixation des poisons à leur niveau.**

1° Intoxication arsenicale subaiguë.

Dans une première série d'expériences, nous avons traité des cobayes par du cacodylate de soude. Nous leur en faisions ingérer 0,05 centigrammes par jour. Cette ingestion est des plus simples, l'animal l'accepte très bien, et tette en quelque sorte la seringue de Pravaz qu'on lui place dans la bouche. Il va sans dire qu'on ne doit pas dépasser 1 à 2 centimètres cubes de liquide. sous peine de voir le cobaye se rebuter. L'injection doit être lente; mais avec ces quelques précautions on réussit d'emblée.

Voici les résultats auxquels nous sommes arrivé.

Cobaye n° 1 (Témoin). — Pendant trois jours, les ingestions de caco-dylate ont produit une légère augmentation de poids; puis, peu à peu, mais d'une façon continue, l'amaigrissement s'est installé. Dans les derniers jours, l'animal, très docile au début, devient rebelle et accepte mal sa ration quotidienne; nous avons depuis relevé ce même fait au décours des intoxications que nous avons provoquées.

Finalement, notre témoin meurt après une survie totale de vingt-deux jours; il y avait eu absorption de 1 gr. 10 de cacodylate de soude.

Cobaye n° 2. — Celui-là est traité dès le deuxième jour de l'intoxi-cation cacodylique par une injection sous-cutanée de 1/4 de centimètre cube d'essence de térébenthine. Dès le lendemain, il apparaît de l'em-pâtement et de la douleur au niveau du point injecté; cela augmente les jours suivants pour commencer à diminuer au bout de cinq jours. Quinze jours après, la résorption du nodule inflammatoire formé est complète et l'on n'en trouve plus traces.

Durant l'évolution de ce premier abcès, nous en provoquons un second de la même manière. Celui-ci, après une phase de très gros empâtement d'une durée de quatre jours, se transforme en un nodule franchement fluctuant; mais nous ne l'incisons pas et peu à peu il se résorbe; dix-sept jours plus tard tout a disparu. Une troisième injection, pratiquée au dix-huitième jour de l'intoxication, s'accompagne d'une réaction tout à fait insignifiante, à peine un peu de douleur, sans aucun empâtement. Enfin une quatrième est pratiquée au vingt-sixième jour, l'animal était trouvé mort le lendemain.

A l'autopsie, nous ne voyons aucune trace de pus aux points des injections, il y existait seulement de larges taches ecchymotiques.

En définitive, mort en vingt-six jours, après une absorption totale de 1 gr. 30 de cacodylate de soude, quatre jours de

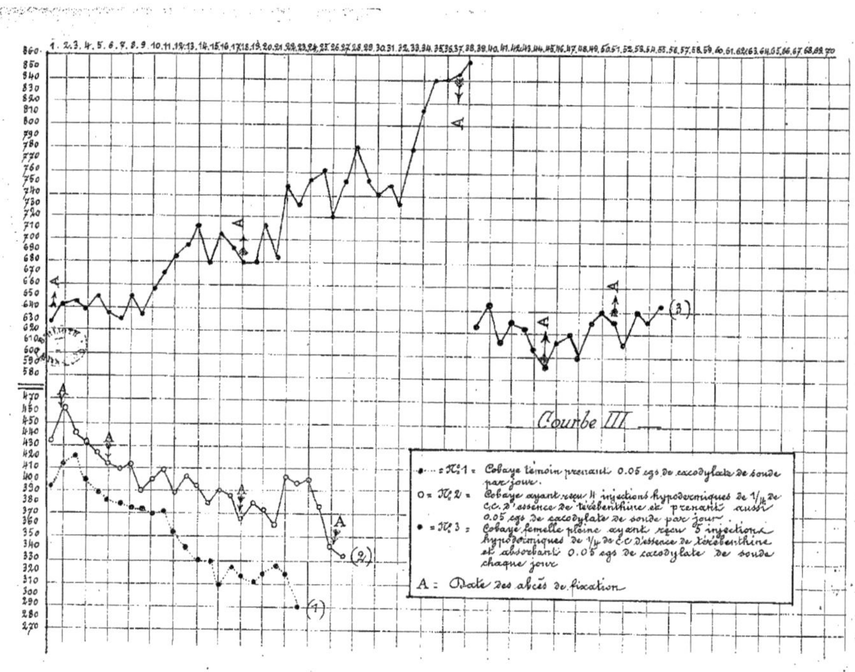

Courbe III

• ···· = N° 1 = Cobaye témoin prenant 0.05 cgs de cacodylate de soude par jour.
O = N° 2 = Cobaye ayant reçu 11 injections hypodermiques de 1/4 de c.c. d'essence de térébenthine et prenant aussi 0.05 cgs de cacodylate de soude par jour.
• = N° 3 = Cobaye femelle pleine ayant reçu 5 injections hypodermiques de 1/4 de c.c d'essence de térébenthine et absorbant 0.05 cgs de cacodylate de soude chaque jour

A = Date des abcès de fixation

(1)   (2)   (3)

survie de plus que le témoin, une courbe d'amaigrissement peut-être un peu moins rapide, c'est tout ce qu'on peut relever ici à l'actif des abcès provoqués.

Cobaye n° 3. — Celui-là présente un intérêt tout particulier. Il s'agit, en effet, d'une femelle pleine. Malgré les fortes doses de cacodylate de soude absorbées et continuées durant trente-huit jours, les deux petits qui furent mis bas étaient sains et de poids moyen, ils vécurent et se développèrent très bien. Chose curieuse, après la naissance de ces deux petits, l'animal avait le même poids qu'au début même de l'expérience. *L'accoutumance semblait faite,* si bien que lorsque nous le sacrifions, au cinquante-quatrième jour, il pèse 630 grammes, *comme au début des expériences.* Il avait absorbé alors 2 gr. 40 de cacodylate, dose énorme pour un animal de ce poids.

Il semble donc bien ici, à en juger par la courbe des poids successifs (*voir Courbe III*), que *l'intoxication a été neutralisée,* atténuée et rendue bénigne.

Or, cinq injections sous-cutanées de un 1/4 de centimètre cube d'essence de térébenthine ont été successivement pratiquées.

La première n'a fourni qu'une réaction peu intense ; au quinzième jour, le nodule inflammatoire produit avait entièrement disparu.

La deuxième a produit une inflammation plus nette : douleur, empâtement, puis noyau fluctuant au bout de six jours. Au trente-septième jour, nous vidons d'un large coup de ciseaux la poche purulente formée. Nous en retirons 2 grammes d'un pus très épais, véritable mastic, à très forte odeur d'essence de térébenthine.

La troisième, après une réaction assez franche, produit une sorte d'eschare qui se dessèche et tombe sous forme d'une large croûte.

La quatrième et la cinquième enfin produisent une inflammation assez marquée.

Nous sacrifions l'animal pour en recueillir le pus ; dans le quatrième, nous trouvons des éléments à moitié résorbés, une sorte de tissu néo-membraneux rougeâtre ; dans le cinquième, du pus épais et bien enkysté.

(On peut suivre sur la Courbe III les oscillations de poids provoquées par l'intoxication cacodylique et les abcès de fixation.)

Indépendamment de l'action heureuse de la pyogénèse artificielle chez notre cobaye no 3 et peut-être no 2, il est un fait qui se dégage d'emblée de ces expériences : c'est le rapport étroit de la réaction avec le pouvoir de résistance du sujet. Nous avons vu que, cliniquement, la réaction marchait de pair avec le pronostic et permettait de régler à l'avance l'évolution ultérieure de la maladie. Le fait se vérifie aussi dans nos expériences ; plus l'animal est amaigri, intoxiqué, et moins il fabrique de pus (cobaye n° 2). C'est une heureuse vérification des données et des observations de la clinique.

Dans une deuxième série d'expériences, nous avons agi sur des lapins.

Le *lapin I (témoin)* recevait 0,20 centigrammes par jour de cacodylate de soude en ingestion ; de même que les cobayes, il présente aussitôt une ascension de poids assez notable durant trois jours (60 à 80 grammes) ; puis après une forte oscillation, son poids tombe brusquement et il meurt au septième jour avec un amaigrissement considérable (diminution de 400 grammes).

Le *lapin II*, soumis aux mêmes doses de cacodylate, reçoit le premier jour une injection sous-cutanée de 1 cc. 1/2 d'essence de térébenthine, puis une deuxième de la même dose au troisième jour. Il meurt au cinquième jour avec une diminution de poids de 400 grammes également ; les expériences antérieures nous ont montré que la toxicité de la térébenthine devait être ici incriminée pour une certaine part. A l'autopsie, on peut constater une très forte infiltration œdémateuse dans les points d'inoculation ; le liquide recueilli a une forte odeur de térébenthine.

Ces expériences amènent à une double conclusion : c'est tout d'abord que le lapin est beaucoup plus susceptible que le cobaye à l'action du cacodylate de soude (nous donnions aux uns comme aux autres 0,10 centigrammes par kilogramme). C'est ensuite que les injections de térébenthine ne sont chez lui d'aucun secours dans l'intoxication arsenicale aiguë ; bien au contraire, en raison de leur action toxique propre, elles accélèrent la mort.

Localisation de l'arsenic dans le pus des abcès provoqués.

A côté de la question de l'influence de la pyogénèse artifi-cielle sur la durée des intoxications, un second problème se posait. Y a-t-il fixation par les abcès provoqués des substances toxiques chimiques contenues dans l'organisme? En d'autres termes, l'abcès de fixation joue-t-il vis-à-vis des poisons minéraux un rôle analogue à celui du foie par rapport aux substances toxiques et aux toxines? Peut-il devenir pour l'organisme un moyen nouveau de défense, un auxiliaire occasionnel pour le foie, les reins, les diverses glandes antitoxiques? Constitue-t-il un lieu de réserve pour les poisons? Empêche-t-il ainsi une dissémination massive, brusque, et partant nuisible?

On comprend tout l'intérêt qu'il pouvait y avoir à résoudre pareille question. C'était un premier pas dans la voie de la physiologie pathologique de l'abcès de fixation. C'était, au cas de résultats positifs, une ressource nouvelle offerte à la thérapeutique pour combattre les intoxications soit aiguës, soit même chroniques.

Malheureusement, à peine introduites dans l'organisme, bien des substances subissent des transformations qui les dénaturent et les rendent méconnaissables. Il nous fallait encore choisir parmi celles capables de se déceler à l'analyse sous forme de simples traces. A ce titre, tous les alcaloïdes, tous les médicaments organiques, si intéressants au point de vue clinique et thérapeutique, étaient donc à rejeter. D'autre part, une recherche sérieuse impose la destruction préalable de la matière organique; c'est le seul procédé toxicologique éliminant toutes les causes d'erreur. Nous ne pouvions donc choisir que des substances médicamenteuses suffisamment stables pour résister aux multiples manipulations nécessaires.

On voit, par ces considérations, la difficulté du problème; notre choix a dû se borner à quelques métaux choisis parmi les plus stables.

Car.   9

Nous avons eu recours à l'arsenic, au cuivre, au mercure ; nous aurions pu encore essayer le plomb.

Un mot ne sera pas de trop au sujet des méthodes dont nous nous sommes servi.

Lorsque l'on doit faire des recherches de métaux dans une substance organique, la première difficulté qui se pose est la séparation du métal et de la substance organique.

Cette séparation jadis si pénible et qui, autrefois, nous eût fait sûrement reculer, est maintenant devenue courante, grâce au procédé si clair et si précieux que vient de publier M. le Prof. Denigès.

Nous n'en dirons pas ici la technique un peu spéciale, nous renvoyons pour cela au mémoire original de l'auteur. Rappelons seulement que le procédé utilise l'action oxydante des sels de manganèse en milieu nitrique et l'attaque conjuguée des acides sulfurique et azotique à l'ébullition. On peut ainsi en quelques quarts d'heure éliminer totalement, détruire complètement la substance organique pour ne conserver qu'un liquide clair comme de l'eau de roche, apte à toutes les manipulations et ne contenant plus que le seul métal.

C'est ce liquide final, obtenu par la méthode de M. le Prof. Denigès, qui, soit introduit dans l'appareil de Marsh, soit traité par les réactifs du cuivre, nous a permis d'établir la proportion de substances minérales toxiques retenue par les abcès de fixation (¹).

Résultats. — Voici les résultats de nos recherches.

1º Dans 2 grammes de *pus* de fixation recueillis chez le cobaye nº 3, au trente-septième jour de son intoxication (l'animal ayant absorbé 1 gr. 85 de cacodylate de soude),

---

(¹) Il va sans dire que dans nos expériences les quantités de matières à détruire ont dû être singulièrement réduites ; nous n'avons jamais opéré sur plus de 15 grammes de matières, bien souvent sur des quantités plus faibles encore. Avec une bienveillance dont nous ne saurions trop lui être reconnaissant, M. le Prof. Denigès a bien voulu nous indiquer lui-même les modifications de détail à introduire dans sa méthode générale ; il a guidé nos essais de débutant. Nous l'en remercions vivement.

l'appareil de Marsh nous a permis de déceler des *traces* d'arsenic.

2° Chez ce même cobaye (3), 3 gr. 80 de *pus* (quatrième et cinquième abcès, l'animal ayant pris 2 gr. 40 de cacodylate en cinquante-quatre jours) n'ont fourni qu'un *anneau* très faible d'arsenic.

3° Mais, point important, une même quantité de *poils, peau, tissu cellulaire* de ce même cobaye, où cependant s'accumulent normalement l'arsenic (Gautier, Pery), ont fourni un *anneau encore plus faible* d'arsenic et en contenaient par conséquent proportionnellement moins.

4° 10 grammes de sérosité puriforme, de *liquide œdémateux* recueilli après la mort du lapin (2), au niveau de l'abcès provoqué (l'animal ayant succombé à l'absorption de 0,80 centigrammes de cacodylate de soude), fournissaient avec l'appareil de Marsh un *anneau presque pondérable* d'arsenic.

5° *Quantité équivalente de foie* n'en contenait *pas traces.*

Des expériences ultérieures nous ayant démontré que le lapin, d'ordinaire si réfractaire, peut fournir une réaction pyogénique intense s'il est infecté expérimentalement, nous avons repris ces expériences. Elles donnaient la possibilité d'obtenir une grande quantité de pus : les résultats en devenaient plus précis, les voici :

Fixation de l'arsenic au niveau d'abcès térébenthinés provoqués chez le lapin. — Lapin XIII. Il est infecté artificiellement au moyen d'une injection sous-cutanée de 1/4 de centimètre cube de bouillon de staphylocoque de vingt-quatre heures. Puis il reçoit tous les trois jours dans l'un ou l'autre flanc une injection sous-cutanée de un 1/4 de centimètre cube d'essence de térébenthine. L'animal ainsi infecté réagit assez fortement. Par ailleurs, il ingère chaque jour 0,10 centigrammes de cacodylate de soude.

La mort survient au dixième jour après absorption de 1 gramme de cacodylate, le poids est tombé de 2 kil. 170 à 1 kil. 570.

Aux points où furent pratiquées les injections térébenthinées, existent des sortes d'eschares sous-cutanées diffuses, constituées par des fausses membranes épaisses; elles forment deux feuillets et sont séparées par un liquide d'aspect lactescent, sentant fortement la térébenthine.

12 grammes en sont prélevés, ainsi que 12 grammes de foie.

Après destruction de la matière organique, nous pouvons constater qu'il existe de l'arsenic à la fois dans la substance puriforme et dans le foie. Seulement *l'anneau obtenu avec l'abcès térébenthiné est quatre à cinq fois plus riche* que celui du foie (*voir les photographies*, p. 152).

Nous avons voulu savoir si la fixation de l'arsenic était du ressort de la seule essence de térébenthine ou bien capable d'être produite par des agents irritants quelconques. Logiquement, l'action devait être la même, c'est ce qu'a confirmé l'expérimentation.

Fixation de l'arsenic au niveau d'abcès provoqués par l'ammoniaque. — Le *lapin 86*, pesant 2 kil. 180, ingère chaque jour 0,10 centigrammes de cacodylate de soude ; il reçoit à cinq jours d'intervalle des injections dans le flanc gauche de un 1/3 de centimètre cube d'ammoniaque. Des expériences précédentes ont montré que, très toxique chez le lapin, l'ammoniaque provoque chez lui une exsudation puriforme abondante, une véritable vésication sous-cutanée.

Le lapin 86 mourait au huitième jour, ayant absorbé 0,70 centigrammes de cacodylate de soude et ne pesant plus que 1 kil. 830. Les deux petits foyers purulents produits par les injections irritantes étaient déjà en voie de résolution ; nous les avons recueillis. L'examen chimique fait après destruction de la matière organique nous a permis d'y déceler un *anneau très net d'arsenic* (*voir planche photographique*).

Une dernière expérience nous a enfin démontré que l'accumulation persistait fort longtemps au niveau des abcès de fixation.

Accumulation persistante de l'arsenic. — Un *lapin I* ingère pendant cinq jours 0,10 centigrammes de cacodylate de soude, et reçoit une injection sous-cutanée de un 1/2 centimètre cube d'essence de térébenthine. Un peu d'œdème se montre pendant deux jours, puis tout disparaît. L'animal est abandonné sans traitement durant quinze jours. Au bout de ce temps, et sans qu'aucune nouvelle injection irritante ait été pratiquée, apparaît au point primitivement lésé une grosse masse dure, irrégulière, qui ne tarde pas à se ramollir et à devenir franchement fluctuante. L'abcès est incisé. Le pus recueilli est stérile; il ne nous fournit aucune colonie microbienne par les cultures ordinaires. Il est lactescent, très épais, à odeur aromatique, mais sans qu'il soit possible de reconnaître l'odeur si spéciale de la térébenthine. Au microscope, on aperçoit cependant quelques granulations jaunes fortement réfringentes et de dimensions variables, au milieu des leucocytes de toute nature et déjà pas mal altérés.

Les 30 grammes de pus récoltés sont détruits d'après le procédé Denigès, et l'appareil de Marsh nous permet d'établir qu'ils contiennent une quantité appréciable d'arsenic.

Nous en arrivons donc, du fait des recherches précédentes, à cette conclusion formelle, c'est que :

L'arsenic donné à l'état de cacodylate de soude se fixe au niveau des abcès provoqués, où on le retrouve en quantité beaucoup plus considérable que dans les autres tissus (foie, peau, tissu cellulaire, poils).

Quelquefois même, il existe au niveau du seul abcès et ne se retrouve pas ailleurs.

Enfin l'accumulation paraît y être de longue durée.

On pourra voir à la fin de cette étude quelques-uns des résultats comparatifs fournis par la méthode de Marsh. Les anneaux obtenus sont relativement considérables, si on songe que 1 gramme de cacodylate de soude correspond seulement à 0 gr. 468 d'arsenic et si on se rappelle que par l'emploi de la voie stomacale une grosse part a dû être éliminée sans être absorbée.

2° Intoxication par le cuivre.

Après l'arsenic, nous avons choisi le cuivre, car bien que fort peu toxique, du moins à l'état insoluble, c'est un des métaux se prêtant le mieux aux recherches analytiques.

Comme sel, nous avons pris l'hydrocarbonate de cuivre. Il a, en effet, l'avantage d'être sans saveur et de ne présenter aucune action irritante, ni caustique. Enfin, il est facilement décomposable par la simple action du suc gastrique et se trouve alors transformé en une forme directement absorbable.

Pour le préparer, nous avons pris une quantité connue de sulfate de cuivre pur; une fois dissoute, nous l'avons traitée à chaud jusqu'à saturation par du carbonate de soude. Le précipité enfin a été lavé, séché et ainsi administré aux animaux.

Voici le résultat de notre expérience :

EXPÉRIENCE I. — Un premier cobaye a été soumis à l'absorption quotidienne de 0,05 centigrammes d'hydrocarbonate de cuivre pris en suspension dans de l'eau. Dès le deuxième jour, comme on peut le constater sur la Courbe IV, son poids s'abaisse; puis, à partir du cinquième jour, il se relève progressivement, attestant que l'accoutumance se fait; un plateau est alors atteint, l'animal a récupéré son poids primitif.

Un second cobaye recevant en outre dès le deuxième jour une injection de un 1/4 de centimètre cube d'essence de térébenthine n'a paru être influencé en rien par celle-ci, et son poids suit à cet égard les mêmes variations que l'animal témoin.

Chez tous les deux, ce qui paraît dominer, c'est l'accoutumance survenant dès le sixième jour. C'est le fait qui nous a paru le plus intéressant.

Nous ajoutons alors à leur ration de cuivre une petite quantité d'eau aiguisée d'acide chlorhydrique. Aussitôt, sous l'influence de la production exagérée de chlorure de cuivre, l'accutumance est rompue ; le poids diminue chez tous les deux pour remonter ensuite, grâce à une deuxième phase d'accoutumance.

L'expérience resta incomplète pour le premier cobaye qui mourait de pneumonie double (pneumonie de déglutition probablement). Nous avons recueilli le pus de son abcès de fixation (1 gr. 40) et quantité égale de foie.

Après destruction de la matière organique par le procédé de M. le Prof. Denigès (*voir* p. 130), saturation par l'ammoniaque, nous avons traité les produits obtenus, légèrement réacidifiés, par l'hydrogène sulfuré.

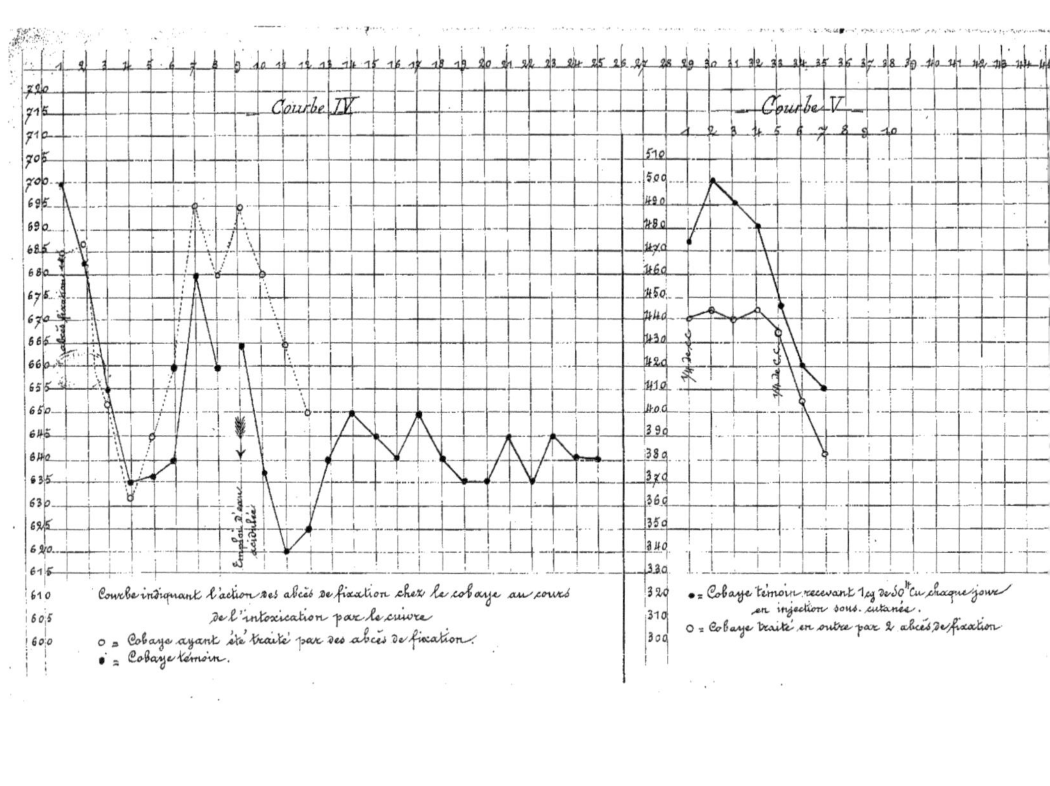

Courbe indiquant l'action des abcès de fixation chez le cobaye au cours
de l'intoxication par le cuivre

O = Cobaye ayant été traité par des abcès de fixation.
• = Cobaye témoin.

• = Cobaye témoin recevant 1cg de SO_4Cu chaque jour
en injection sous. cutanés.
O = Cobaye traité en outre par 2 abcès de fixation

Le liquide provenant du pus n'a donné aucun précipité ; celui fourni par le foie a permis, au contraire, d'en obtenir un très net qui, filtré, lavé et transformé par l'acide azotique en azotate de cuivre, a permis d'obtenir par l'ammoniaque la coloration bleue caractéristique de l'ammoniure de cuivre.

Il semble donc résulter de cette première expérience que si le foie retient une faible proportion de cuivre, il n'en est pas de même des abcès dits de fixation.

Par de nouveaux essais, nous avons eu confirmation de ces faits.

Expérience II. — Le cobaye IV absorbe chaque jour 0,05 centigrammes d'hydrocarbonate de cuivre durant treize jours ; nous. pratiquons chez lui deux injections de un 1/4 de centimètre cube d'essence de térébenthine.

Nous le sacrifions au treizième jour en pleine période d'accoutumance.

Dans le *pus* recueilli et traité comme précédemment, nous trouvons des *traces de cuivre* ; mais quantité égale de foie en contient de quatre à cinq fois plus.

Nous avons voulu savoir si l'emploi de la méthode hypodermique fournissait les mêmes résultats.

Expérience III. — *Intoxication cuprique par voie sous-cutanée.* — Deux cobayes ont été traités pendant sept jours par 1 centigramme de sulfate de cuivre injecté sous la peau ; les deux derniers jours la dose a été portée à 2 centigrammes. Tous deux mouraient le même jour (*voir Courbe V*), il semble donc que les deux injections sous-cutanées d'essence de térébenthine n'aient été d'aucun secours.

Le produit purulent recueilli ne contenait que des traces de cuivre, tandis qu'une même quantité de foie était quatre à cinq fois plus riche.

Si l'on ne tenait compte, pour ces résultats, que des proportions de cuivre recueillies dans le pus et dans le foie, on s'exposerait ici à une cause d'erreur considérable. Il existe en effet *normalement* du cuivre dans le foie. C'est un fait sur lequel certains toxicologistes ont insisté. Nous avons tenu à le vérifier par nous-même. Or dans un foie de cobaye non traité cependant par les sels de cuivre, nous en avons trouvé en *quantité très appréciable.* Cela fausse pas mal nos résultats. Si l'on tient compte de ce fait, on peut dire qu'*il existe bien une fixation cuprique dans le pus des abcès provoqués ;* mais qu'elle existe cependant à un degré bien moindre que pour l'arsenic.

3° Intoxication expérimentale par le mercure.

Le mercure joue un rôle fréquent dans les empoisonnements. Qu'elle soit professionnelle, accidentelle, criminelle, ou même thérapeutique, l'intoxication mercurielle est courante et on observe trop souvent des accidents mortels.

Tant que le poison n'est pas absorbé par la muqueuse digestive, on peut facilement travailler à son élimination. Mais que la voie d'introduction soit d'autre nature, qu'il s'agisse de la voie cutanée ou sous-cutanée, de la voie vaginale, etc., le mercure se combine rapidement aux tissus, et par son accumulation excessive il est souvent capable de provoquer de graves dangers. Dans ces cas-là, comment obtenir son élimination ? La plupart des médications échouent.

Bien que n'ayant pas eu encore l'occasion de recueillir à cet égard des observations, nous pensons que les abcès de fixation sont alors susceptibles de constituer un puissant moyen thérapeutique. Nous en avons pour garant les résultats que nous a fournis l'expérimentation. On va voir par la suite quelle voie importante d'élimination ils peuvent constituer pour le mercure. C'est-dire de quelle ressource ils seront parfois :

Voici nos expériences.

Un chien épagneul, de taille moyenne, reçoit le 5 août une injection de 1 centimètre cube d'essence de térébenthine au flanc gauche. Nous pratiquons ensuite une injection de 1 centigramme de biiodure de mercure dissous dans de l'huile à la racine de la patte droite.

Dès le lendemain, apparaît un très gros empâtement au niveau de l'injection térébenthinée. Douleur vive à la palpation. Néanmoins le chien mange bien, paraît n'avoir son état général nullement modifié. Nouvelle injection de 1 centigramme de biiodure de mercure dans le même point que la veille.

Le 7 août, réaction de plus en plus vive, empâtement énorme, mais moins dur que le jour précédent et surtout moins douloureux. Mouvements moins vifs, paraissent gênés par la présence de l'abcès. 1 centigramme de biiodure dans le sommet du thorax à droite.

Le 8 août, un peu de salivation, paraît fatigué, très grosse réaction. Pas de mercure en injection.

Le 9 août, incision de l'abcès. Nous recueillons 100 grammes de pus assez fluide, sentant fortement la térébenthine.

Le 10 août, nouvel abcès provoqué avec 1 centimètre cube d'essence de térébenthine au flanc droit et nouvelle injection de 1 centigramme de biiodure de mercure à la base du cou.

Le 11, réaction. Empâtement, grosse douleur, inquiet, a perdu sa turbulence habituelle.

Le 12, fluctuation déjà manifeste. Injection de 1 centigr. 1/2 de biiodure de mercure.

Le 13, injection de 2 centigrammes de biiodure de mercure toujours à la racine des pattes antérieures.

Le 14, encore 1 centigramme de biiodure de mercure, poche purulente considérable au niveau de l'abcès provoqué. L'incision du premier abcès ne laisse plus aucune trace.

Le 15, dernière injection de 1 centigramme de biiodure de mercure.

Nous sacrifions l'animal après une absorption totale de 9 centigr. 1/2 de biiodure de mercure.

Il y a environ 150 grammes de pus dans le second abcès provoqué. I sent vivement la térébenthine, il est fluide et jaune clair. Nous en recueillons 100 grammes ; puis 100 grammes de foie et quantité équivalente de cerveau.

C'est sur ces divers éléments qu'ont porté nos recherches.

Pour y déceler le mercure, nous avons eu recours au *procédé Merget*, aujourd'hui classique et d'une sensibilité particulièrement remarquable.

Nos trois substances sont successivement traitées à l'ébullition pendant un quart d'heure par de l'eau fortement additionnée d'acide nitrique. Elles sont ainsi réduites en une pulpe très fine, un liquide d'aspect un peu crémeux.

C'est dans ce liquide que nous plongeons durant vingt-quatre heures un fil de cuivre pur, recuit, aplati au marteau sur une longueur de 2 à 3 centimètres et décapé au papier émeri, puis à l'acide azotique.

Au bout de ce temps, le mercure contenu dans l'organe ou le pus à étudier s'est amalgamé avec la lame de cuivre et il ne reste plus qu'à le déceler. Pour cela, le papier à l'azotate d'argent ammoniacal, préparé au moment de la recherche, et bien sec, constitue un réactif d'une sensibilité extrême et des plus rapides.

En quelques minutes, au cas de présence du mercure, l'argent du papier réactif se trouve réduit et une tache apparaît en regard de la lame de cuivre que l'on a pris soin d'entourer de plusieurs épaisseurs de papier de soie (¹).

L'intensité de la tache est proportionnelle à la quantité de mercure amalgamée. Cette quantité du métal se trouve encore traduite par le temps durant lequel de nouvelles feuilles de papier réactif continuent à être impressionnées. Une lame cuprique qui fournit des taches encore au bout de trois heures est plus riche qu'une autre épuisée au bout de deux heures, et ainsi de suite.

Nous étant placé, pour les trois substances à étudier, dans des conditions identiques de poids et de temps nous ne pouvions obtenir que des résultats rigoureusement comparables.

Voici ce que nous avons observé :

1° Le *cerveau* du chien traité par le biiodure de mercure ne contenait pas de mercure.

2° Le *foie* en avait retenu une quantité appréciable, qui se traduisait par des taches très nettes d'argent réduit.

(¹) Si l'on veut conserver les taches obtenues, il suffit de plonger le papier réactif impressionné dans une solution d'hyposulfite de soude, de le laver et de le sécher à la façon des papiers en usage pour la photographie.

3º Dans le *pus des deux abcès de fixation*, il y avait *deux et quatre fois plus de mercure que dans un poids égal de foie.*

On se souvient que le chien n'avait reçu que 3 centigrammes de biiodure de mercure au moment de la récolte du pus du premier abcès, tandis qu'il en avait absorbé 9 centigr. 1/2 à l'époque de la prise du foie qui a servi de point de repère pour évaluer la richesse des deux pus ; on peut juger par les résultats obtenus du pouvoir de fixation véritablement considérable des abcès provoqués (*voir la planche*).

On sait pourtant que le foie, les reins, le cerveau sont les organes où s'accumule et s'emmagasine le mercure. Au cas d'empoisonnement, c'est là qu'on en retrouve la plus grande partie (Riederer, Tardieu et Roussin, Mayençon et Bergeret). Chez notre chien, la formation du pus aurait, à son profit, dérivé le mercure de ces divers organes.

Ceci cadre bien d'ailleurs avec les expériences de Montel, qui a fait voir que le mercure est absorbé par les globules blancs. Cela s'explique par la théorie de notre maître M. le Prof. Arnozan, qui considère que les cellules usées, affaiblies, s'élimineraient par les abcès de fixation. Les globules blancs chargés de mercure ne seraient-ils pas condamnés à périr ?

D'ailleurs, n'est-ce pas un fait suffisamment démontré que cette tendance générale des microbes ou des poisons à s'accumuler dans les points lésés d'un organisme. Nous y avons insisté plus haut ; qu'il nous suffise de rappeler que cela explique fort bien cette accumulation si curieuse du mercure au niveau des abcès provoqués.

Les conséquences thérapeutiques et toxicologiques peuvent en être considérables. Nous ne doutons pas que dans les empoisonnements mercuriels subaigus ou aigus on ne puisse, en particulier, en retirer de très grands avantages.

Nos expériences avec l'arsenic et le cuivre ont fait voir qu'ils pouvaient également être utiles dans bien d'autres intoxications.

On peut supposer que les abcès de fixation agissent vis-à-vis des toxines comme vis-à-vis des poisons minéraux. En les fixant, les neutralisant, les éliminant, ils deviendraient des auxiliaires précieux pour un organisme défaillant dont les glandes antitoxiques surmenées sont devenues insuffisantes.

C'est là une hypothèse que l'expérimentation arrivera peut-être à confirmer et à rendre féconde en résultats pratiques.

C) Action de la·pyogénèse artificielle chez des animaux infectés.

Au début même de l'apparition de la méthode de Fochier, on a eu souci de reproduire chez les animaux infectés les injections térébenthinées. C'était un moyen de chercher à en expliquer les effets.

Mais il est bien difficile de créer chez l'animal des infections analogues à celles que le médecin est appelé à traiter. Peut-on faire naître chez lui toutes ces circonstances prédisposantes ou occasionnelles? Peut-on faire intervenir ces diathèses diverses qui jouent parfois un rôle si considérable dans l'éclosion et l'évolution des maladies? Enfin, en quoi une inoculation expérimentale, souvent brutale, et chez un animal sain, ressemble-t-elle à cette éclosion infectieuse, lente, sournoise, qui se prépare à elle-même son terrain sur un organisme prédisposé?

Puis, il faut tenir compte des différences si profondes de réaction sous l'influence des moindres causes. Nous avons vu les lapins réagir de façon différente, selon les conditions d'infection ou d'affaiblissement où nous les soumettions. Nous avons vu quelle différence profonde existe à ce même point de vue entre le lapin, le cobaye et le chien.

Pour toutes ces raisons, on conçoit qu'il soit difficile de conclure de l'animal à l'homme, et de condamner une méthode qui réussissant à celui-ci tue celui-là. C'est là question d'espèce, et nous comprenons parfaitement la boutade de Fochier et d'autres cliniciens, déclarant ne s'incliner définitivement que devant les faits cliniques.

Mais l'expérimentation présente pourtant de gros avanta-ges. Elle permet d'approfondir, de mettre en lumière certains faits, et peut ainsi expliquer dans une certaine mesure le mode d'action d'une méthode qui a suscité tant d'hypo-thèses.

Chantemesse est le premier qui y a recouru. Inoculant à des lapins du pneumocoque de virulence moyenne, il pratiquait au bout de deux jours des injections de 1 centimètre cube, un 1/2 ou un 1/4 de centimètre cube d'essence de térében-thine. Dans tous les cas, au bout de vingt-quatre heures, les lapins ayant reçu la térébenthine présentaient une tem-pérature plus élevée, une diminution des globules blancs, la mort était plus rapide que chez le témoin.

Avec le streptocoque, même résultat; les lapins infectés et traités ensuite par les injections térébenthinées eurent tou-jours une température plus forte et succombèrent avant les témoins.

Nos expériences précédentes sur la toxicité considérable de l'essence de térébenthine pour le lapin expliquent pour une part ces divers résultats. Nous avons vu ensuite que le lapin *sain* réagit fort mal à l'essence de térébenthine. C'est donc le dernier animal auquel il convient de recourir si l'on veut obtenir des effets comparables à ceux observés chez l'homme. Les expériences de Chantemesse mériteraient donc d'être reprises, sur le chien par exemple.

Cependant Fochier et Mérieux, se servant de la bactéridie charbonneuse, ont obtenu chez eux, grâce aux abcès provo-qués, une survie considérable. Voici ce qu'ils ont observé :
« Lorsque chez des lapins, en même temps que l'inoculation
» d'une culture de charbon de virulence intense, nous avons
» pratiqué une injection sous-cutanée de un 1/4 de centimètre
» cube d'essence de térébenthine, nous avons observé soit
» une survie définitive avec guérison, soit une prolongation
» de l'évolution de la maladie, alors que tous les lapins
» témoins succombent au bout du temps moyen (ce temps
» a été dans nos expériences de soixante-six heures). Sur les

» animaux survivants, nous n'avons trouvé en les sacrifiant
» aucun signe de charbon, soit à l'inspection des organes,
» soit à leur culture. Une nouvelle inoculation charbonneuse
» pratiquée aux survivants a entraîné la mort avec des signes
» atténués, mais incontestables, de charbon... les animaux
» qui survivent sont bien guéris, sans être vaccinés, puis-
» qu'ils meurent d'une nouvelle inoculation. C'est l'évolution
» du charbon qui a été entravée ou arrêtée, et non le charbon
» qui a été atténué par la provocation d'une suppuration
» artificielle... »

Nous-même avons repris ces expériences avec le staphylocoque et observé des faits très curieux.

Trois lapins, sensiblement de même poids, ont reçu dans
le flanc droit un 1/4 de centimètre cube de bouillon de staphylocoque doré datant de vingt-quatre heures.

Puis, l'un étant conservé comme témoin, nous avons fait
aux deux autres des injections sous-cutanées de térébenthine
dans le flanc gauche. Chez le premier, elle fut faite immédiatement après l'inoculation de staphylocoque ; chez le deuxième,
vingt-quatre heures après seulement, et à la dose de un 1/4
de centimètre cube au lieu d'un 1/2 centimètre cube. Le
témoin n'a présenté aucune modification dans sa manière
d'être ; son poids n'a subi aucune diminution, au contraire
légère augmentation progressive de 40 grammes en dix jours ;
enfin aucun phénomène inflammatoire au point même de
l'injection.

Par-contre, chez les deux autres lapins, vingt-quatre heures
après l'injection térébenthinée apparaissait une réaction
énorme qui s'accroissait encore les jours suivants. En même
temps, nous notions chez tous les deux une légère diminution
de poids de 80 à 100 grammes en huit jours ; au bout de ce
temps, ils reprenaient leur état normal. A ce moment, l'enkystement de l'inflammation tendait à se faire sous forme
d'un nodule dur et gros comme un œuf ; au bout de quelques
jours, il aboutissait à l'ulcération et à l'élimination.

Nous avons pratiqué au bout de quarante-huit heures

l'examen du liquide contenu dans ces abcès provoqués. Il était assez pauvre en éléments figurés; on n'y découvrait aucun microbe par les divers procédés de coloration, mais seulement nageant dans le liquide une grande quantité de petites granulations ressemblant à des gouttes d'huile, et que nous avons pensé être des gouttelettes de térébenthine; quelques-unes ont pu même être aperçues dans l'intérieur d'un leucocyte polynucléaire, où elles paraissaient comme englobées.

Le liquide de réaction mis en culture sur gélose et sérum n'a fourni aucune colonie.

Ajoutons qu'au point où l'inoculation du staphylocoque avait été faite existait, et chez un seul lapin, une légère infiltration œdémateuse.

Nous en arrivons donc à cette double constatation des plus intéressantes :

1º Tandis que les lapins sains ne réagissent pas ou réagissent à peine par une légère production œdémateuse aux injections térébenthinées, les lapins *infectés* réagissent, au contraire, à ces mêmes injections par une production inflammatoire considérable;

2º Dans le cas particulier, cette grosse réaction, provoquée grâce à une injection antérieure de staphylocoques, reste cependant stérile, et l'examen direct comme les cultures ne décèlent aucun microbe dans ce pus en voie de formation.

CONCLUSIONS

I. L'abcès de fixation est une réaction locale pyogène, aseptique, créée à volonté, dans le but d'atténuer ou de guérir une maladie infectieuse en imminence de suppuration.

II. Il est provoqué le plus souvent à l'aide d'injections sous-cutanées d'essence de térébenthine et à la dose de 1 à 4 centimètres cubes. L'inflammation artificielle obtenue paraît proportionnelle au degré de résistance de l'organisme. On peut de la sorte régler parfois à l'avance le pronostic.

III. Méthode des plus utiles dans certains cas désespérés de pneumonie, de broncho-pneumonie, de fièvre puerpérale ; elle a été encore employée avec succès dans diverses autres maladies infectieuses et dans quelques intoxications.

Elle doit cependant rester exceptionnelle, en raison des difficultés quelquefois assez grandes de son application.

IV. Son action peut s'expliquer : par les propriétés ozonisantes et antiseptiques de l'essence de térébenthine ; —par des phénomènes de dérivation ; — par des modifications produites dans l'état bactéricide du sang ; — enfin par la fixation dans l'abcès artificiel des nombreux microbes et éléments usés en suspens dans le torrent circulatoire.

L'action antiseptique locale de l'essence de térébenthine est vraisemblablement la cause des résultats négatifs que fournissent toujours les cultures de pus térébenthiné.

V. A l'appui de la théorie de la fixation, nous avons pu

démontrer la localisation véritablement élective de l'arsenic, du cuivre et du mercure dans le pus des abcès provoqués.

Cliniquement, on pourra s'en autoriser, peut-être, pour en user au cours de quelques intoxications.

VI. Il semble également, d'après certaines expériences, que plusieurs infections expérimentales soient avantageusement influencées par les abcès térébenthinés.

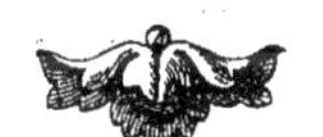

INDEX BIBLIOGRAPHIQUE

Pages

Arnozan. — Les abcès de fixation (*Journ. de méd. de Bordeaux,* mars 1901)..................................116 123

— Précis de thérapeutique, t. II, 1901........................

Ball. — Des abcès de fixation chez le cheval (Bull. de la Soc. de méd. et de chir. de la Drôme, mai 1901)........................ 17

Banti. — Ueber die Œtiologie der Pericarditis (*Deutsch. med. Woch.,* 1888)............ 118

Bard. — Sur un cas de pneumonie traitée par la méthode des abcès de fixation *(Lyon méd.,* 17 avril 1892) 80,81 104

Berman. — Thèse de Paris, juillet 1893............................86 87

Bouchard. — Rôle et mécanisme de la lésion locale dans les maladies infectieuses (*Sem. méd.,* 6 novembre 1889)..............10 121

Branthomme. — Trois cas d'abcès de fixation dans la pneumonie (*Rev. de méd.,* avril 1896)... .... 17,19,86 114

Carreau (de Pointe-à-Pitre). — Traitement des ictères graves par l'essence de térébenthine à haute dose (Compendium mod. de méd. prat., 1894)........................ 102

Chamberland. — Les essences au point de vue de leurs propriétés antiseptiques (*Ann. Inst. Pasteur,* 1888)...................... 121

Chapuis. — Précis de toxicologie........................ 139

Chambrelent. — Congrès de gynécologie de Bordeaux, août 1895.16,90 91

Chantemesse. — Bull. et Mém. de la Soc. méd. des hôp. de Paris, 1892........................18,80,92,113,124 141

— et Marie. — Bull. et Mém. de la Soc. méd. des hôp. de Paris, 25 mars 1892........................ 113

Chéron. — Du traitement de l'infection puerpérale généralisée par les abcès de fixation (Soc. Obst. de France, 9e session, avril 1902). 92

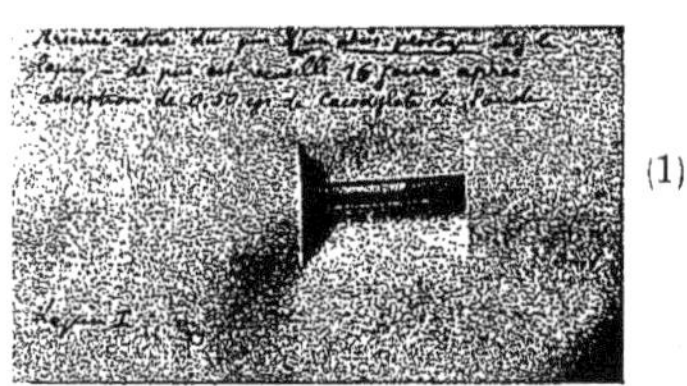
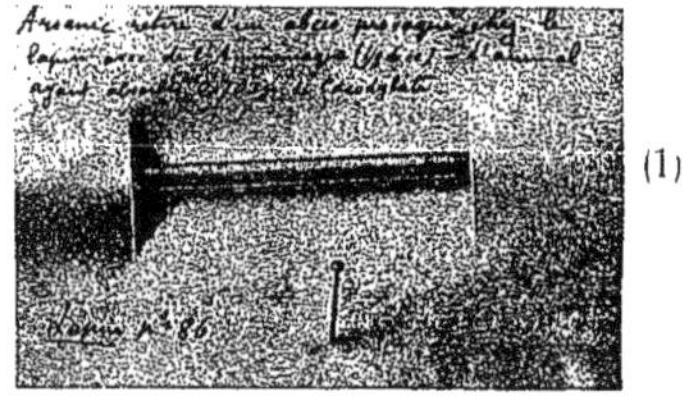

A

B

(1) Anneaux d'*Arsenic* obtenus *avec le pus* des abcès de fixation chez quelques animaux intoxiqués par le cacodylate de soude.

(2) Anneaux obtenus avec même poids de foie chez ces mêmes animaux.

Taches d'argent réduit, obtenues à l'aide du *Mercure* retiré en nature :

A) du pus des abcès de fixation ;
B, de poids égal de foie.

TABLE DES MATIÈRES

Car.   11

Bordeaux. — Imprimerie du Midi. P. CASSIGNOL, 91, rue Porte-Dijeaux.